北京市惠民医药卫生事业发展基金会 ◎ 组织编写

常见病中成药临床合理使用丛书

风湿免疫科 分册

丛书主编◇张伯礼　高学敏

分册主编◇王承德

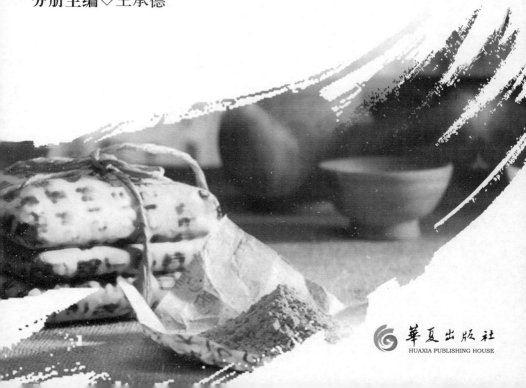

华夏出版社
HUAXIA PUBLISHING HOUSE

常见病中成药临床合理使用丛书
编委会名单

总 策 划 惠鲁生

主 编 张伯礼 高学敏

专家顾问（以姓氏笔画为序）

马 融 冯兴华 安效先 刘清泉

孙树椿 肖承悰 李曰庆 李书良

李乾构 李博鉴 林 兰 季绍良

陈淑长 姜 坤 姜良铎 聂莉芳

晁恩祥 钱 英 高建生

编 委 钟赣生 张德芹 王 淳 王 茜

金 轶

《风湿免疫科分册》编委会名单

主　编　王承德

副主编　王伟钢　黄雪琪

编　委（以姓氏笔画为序）

王伟钢　王承德　田　鑫

江东向　张华东　张沛然

林　海　晏明洋　黄雪琪

王承德　主任医师，博士生导师，享受国务院政府特殊津贴。兼任全国政协第十一、十二届委员，中华中医药学会风湿病分会主任委员，国家药典委员会委员，基本药物评审专家等。主编、合编著作15部，发表论文40余篇，获科技进步奖及基础理论奖等7个奖项，是我国著名的中医风湿病学术带头人。

在学术上提出"痹从内生"、"痹必挟湿"、"痹多挟瘀"，强调脾胃在风湿病中的重要作用，重视扶正培本、健脾化湿、养阴清热、解毒化瘀等法，倡导内、外治结合治疗风湿病。

序

 中医药作为我国重要的医疗卫生资源，与西医药优势互补，相互促进，共同维护和增进人民健康，已经成为中国特色医药卫生事业的重要特征和显著优势。中医药临床疗效确切、预防保健作用独特、治疗方式灵活多样、费用较为低廉，具有广泛的群众基础。基层是中医药服务的主阵地，也是中医药赖以生存发展的根基，切实提高城乡基层中医药服务能力和水平，有利于在深化医改中进一步发挥中医药作用，为人民群众提供更加优质的中医药服务。

 近年来，北京市惠民医药卫生事业发展基金会致力于"合理使用中成药"公益宣传活动，继出版《中成药临床合理使用读本》、《常见病中成药合理使用百姓须知》之后，又出版《常见病中成药临床合理使用丛书》，旨在针对常见病、多发病，指导基层医务工作者正确使用中成药，并可供西医人员学习使用，以实现辨证用药、安全用药、合理用药。

 相信该丛书的出版发行，有利于促进提升城乡基层中医药服务能力和水平，推动中医药更广泛地进乡村、进社会、进家庭，让中医药更好地为人民健康服务。

王国强

2014 年 2 月 20 日

为了配合推进国家医疗制度改革、深入贯彻国家基本药物制度、更好地促进国家基本药物的合理应用，北京市惠民医药卫生事业发展基金会基于"合理使用中成药"公益宣传活动项目，组织编著了《常见病中成药临床合理使用丛书》，该丛书是继《中成药临床合理使用读本》之后的又一力作。

《风湿免疫科分册》选择风湿免疫科临床常见病、多发病，包括类风湿关节炎、强直性脊柱炎、干燥综合征、系统性红斑狼疮、骨质疏松症、关节痛六个病种，以西医病名为纲、中医证候为目，详细介绍了具体病种的中成药辨证论治规律和方法，很好地体现了辨病论治与辨证论治相结合的原则。既有传统中医理论的指导，又有现代应用研究的支持，为临床合理使用中成药提供了确切依据。

该书以《国家基本药物目录》、《国家基本医疗保险、工伤保险和生育保险药品目录》及《中华人民共和国药典》的品种为依据，选择了风湿免疫科（风湿免疫系统）疗效确切的中成药。所选药品具有品种丰富、覆盖面广、兼顾临床常见的多种证型、疗效确切，能够改善患者症状，减少西药的毒副作用，提高患者生命质量等特点。为便于全面掌握所选药品的知识，该书详细介绍了药品的处方、功能与主治、用法与用量、注意事项、药理毒理、临床报道等内容，并附有常用中成药简表，条目清晰，查阅方便。

　　该丛书以临床实用为特点，以安全合理使用中成药为宗旨，针对当前 70% 的中成药为西医医师所开具的现状，主要面向西医医师和广大基层医务工作者，以西医病名为纲，密切结合临床，详述常见证型及中成药辨证选用规律，将大大提高广大医师学中医药、懂中医药、用中医药的能力。该丛书的出版将为促进中成药的合理使用、提升患者健康水平、推动中医药事业的发展做出新的贡献！

王承德

2014 年 12 月

目录 Contents

关节痛

关节痛是临床常见病症之一，它可以是独立的关节疾患，也可以是一种全身性疾病的局部临床表现。关节痛的病因是多方面的，如免疫性因素、感染性因素、代谢性因素、退行性变因素、创伤及肿瘤等，诊断需结合患者病史、体格检查及实验室检查等进行综合分析。

风湿性疾病中，关节痛是最常见的临床症状。临床表现多以疼痛为主，受累关节局部无红、肿、热的炎症表现，实验室检查血沉（ESR）、C反应蛋白（CRP）大多数正常，抗链球菌溶血素"O"（ASO）及类风湿因子（RF）均为阴性。少数病例可见软组织肿胀，X线检查一般无骨质改变，部分病例可发生骨质增生。在一定的寒冷、潮湿环境下发病，当环境条件改善后自然缓解，可反复发作数年，而骨关节不遗留明显的临床改变。

现代医学已证明，口服非甾体类解热镇痛药物可缓解症状，还可局部涂抹、贴敷非甾体类解热镇痛药物乳膏或膜剂，中医认为，风湿性关节痛属于痹症，早在《黄帝内经》中就有记载，是人体感受风、寒、湿等外邪而致关节疼痛、屈伸不利的疾病。

一、中医病因病机分析及常见证型

《素问·痹论》中"风、寒、湿三气杂至，合而为痹也"，就是对于关节痛病因和症状的最早的论述，经历代医家发展，对关节痛的认识已经形成了一套较为完整的理论。

首先要辨清风、寒、湿痹的不同，风寒湿痹虽均有关节酸痛，但局部无红肿灼热。病程日久者，则应辨别有无气血阴阳损伤及脏腑亏虚的证候。

二、辨证选择中成药

1. 风寒湿痹 以关节疼痛，局部不红不热，动则加重，得热痛减，遇寒加重为主要临床表现的一类证型。病因为风寒湿三种外邪杂合致病，中医学根据病邪偏风、偏寒、偏湿的不同，分为三种亚型，风盛者为行痹，寒盛者为痛痹，湿盛者为着痹。

【临床表现】

（1）行痹 发病初期肢体关节酸痛，游走不定，屈伸不利，或恶风，或恶寒。舌质红，苔白微厚，脉浮缓或浮紧。

（2）痛痹 肢体关节肌肉疼痛剧烈，甚则如刀割针扎，遇寒则加剧，得热则痛缓，痛处较为固定，日轻夜重，关节不可屈伸，痛处不红不热，常有冷感。舌苔白，脉弦紧。

（3）着痹 肢体关节肌肉疼痛，痛处较为固定，且有明显的重着感，肌肤麻木不仁，或患处表现为肿胀，行动不灵便，得热得按则痛可稍缓。舌淡苔白腻，脉濡缓。

【辨证要点】

（1）行痹 关节酸痛，游走不定。

（2）痛痹　痛有定处，疼痛剧烈。

（3）着痹　酸痛重着，麻木不仁。

【病机简析】

（1）行痹　风寒湿邪侵袭肌表，留滞经络，气血运行不畅，不通则痛，故见肢体关节酸痛；行痹以风邪偏盛，风性轻扬，善行而数变，故疼痛游走不定，时而在肩，时而在肘，无一定固定部位，风为阳邪，病在上则阳受之，因此，疼痛一般多在上肢肩背。

（2）痛痹　寒为阴邪，其性留滞，气血为寒邪所阻遏，经脉不利则疼痛。遇热后寒邪暂散，气血又复流通，故痛可暂减，遇寒则气血更加凝滞，故疼痛加剧。寒邪最易伤人阳气，导致气血凝滞，产生痰瘀，表现为肢节刺痛、麻木、痛处固定。

（3）着痹　湿为阴邪，其性重浊黏滞，因此疼痛常有定处，湿邪停留使气血运行不畅而出现疼痛麻木，疼痛缠绵难已。湿胜则阳微，故喜暖喜按，阳气暂时得到宣通。身半以下者，湿中之也，其发病多在下肢腰膝。

【治法】 祛风，散寒，除湿，通络。

【辨证选药】 可选用九味羌活丸（颗粒、口服液），正清风痛宁胶囊（片、缓释片），追风透骨丸（胶囊、片），活络丸，小活络丸，散风活络丸，疏风活络丸，祛风止痛丸，祖师麻片，风湿骨痛颗粒（胶囊、片），附桂骨痛颗粒，寒湿痹颗粒（片），万通筋骨片，虎力散（胶囊、片），木瓜丸，关节克痹丸，黑骨藤追风活络胶囊，金骨莲胶囊（片），风湿二十五味丸。

外用可选用麝香海马追风膏，天和追风膏，祖师麻膏，关节止痛膏，罗浮山风湿膏，武力拔寒散，麝香追风膏，通络骨质宁膏，通络祛痛膏，代温灸膏。

行痹、痛痹、着痹虽有症状差异，但病因均为风寒湿邪，此类中成药均以祛风散寒除湿通络为治疗总则，组方多以羌活、独活、桂枝、川乌、草乌、苍术、防己、木瓜等药物为主。

2. 热痹

【临床表现】 关节疼痛，局部灼热红肿，疼痛剧烈，筋脉拘急，手不可近，更难于下地活动，日轻夜重，发热，心烦，口渴。舌质红，苔黄厚腻，脉滑数。

【辨证要点】 关节红肿热痛，疼痛剧烈，手不能触。

【病机简析】 热为阳邪，其性急迫，侵入人体经络关节之后，与人体气血相搏，由于筋脉拘急，经络瘀阻而发生剧烈疼痛，痛处红肿灼热及发热、口渴、心烦，皆为火热熏蒸，灼伤阴津的表现。

【治法】 清热利湿，活血通络。

【辨证选药】 可选用二妙丸，四妙丸，豨桐胶囊，湿热痹颗粒（片），珍宝丸，复方伸筋胶囊。

3. 顽痹　痹症历时较长，反复发作，日久不愈，经脉气血长期不得通畅，往往产生瘀血和痰浊，加重痹阻，久之耗伤气血阴阳，形成虚实夹杂的顽证。

【临床表现】 痹证历时较长，反复发作，骨节僵硬变形，关节附近呈黯黑色，刺痛、掣痛，疼痛剧烈，停着不移，不可屈伸；或疼痛麻木，或关节冰凉，遇气交之变、寒冷季节则痛剧，得热而安。舌上多见紫色瘀斑，脉细涩。

【辨证要点】 关节僵硬变形，刺痛、掣痛，舌上紫斑，脉细涩。

【病机简析】痹证日久，经络气血为外邪壅滞，运行不利而变生瘀血痰浊，停留于关节，固结根深，难以拔出。痰瘀交结，故刺痛、掣痛，疼痛剧烈，痰瘀留滞，故痛有定处。风寒湿邪深入筋髓，夹瘀夹痰，故气交时节则痛剧。

【治法】活血化瘀，化痰通络。

【辨证选药】可选用复方夏天无片，肿痛安胶囊，通络开痹片，独一味丸（颗粒、胶囊、片），骨龙胶囊，风湿祛痛胶囊，复方雪莲胶囊，风湿马钱片，复方风湿宁片，金骨莲胶囊（片），疏风定痛丸，盘龙七片，瘀血痹颗粒（胶囊），扎冲十三味丸，红花如意丸。

外用可选用麝香海马追风膏，天和追风膏，祖师麻膏，关节止痛膏，罗浮山风湿膏，武力拔寒散，麝香追风膏，通络骨质宁膏，通络祛痛膏，代温灸膏。

此类中成药组方在祛风除湿药物基础上，多以红花、当归、乳香、没药、三七、地龙等活血化瘀之品入药。

4. 气血虚痹

【临床表现】痹症日久不愈，骨节酸痛，时轻时重，而以屈伸时为甚，或筋肉时有惊掣跳动，面黄少华，心悸，乏力，短气，自汗，肌肉瘦削，食少，便溏，舌淡，苔白或无苔，脉象濡弱或细微。

【辨证要点】骨节酸痛，流连难已，或筋肉润动，面黄少华，心悸乏力。

【病机简析】痹症日久，气血衰少，正虚邪恋，筋肉失养，不荣则痛，故筋肉酸痛不已，或润动不安，疼痛虽不剧烈但酸痛流连难已。

【治法】祛风除湿，调补气血。

【辨证选药】可以用大活络丸（胶囊），痹祺胶囊，天麻壮骨丸，通痹胶囊，风湿液。

疼痛较重时可外用麝香海马追风膏，天和追风膏，祖师麻膏，关节止痛膏，罗浮山风湿膏，武力拔寒散，麝香追风膏，通络骨质宁膏，通络祛痛膏，代温灸膏。

此类中成药组方在祛邪药物基础上，还加入川芎、当归、生地、黄芪、白术等益气养血之品。

5. 阳虚痹

【临床表现】痹症日久不愈，骨节疼痛，关节僵硬变形，冷感明显，筋肉萎缩，面色㿠白，形寒肢冷，弯腰驼背，腰膝酸软，尿多便溏，或五更泻，舌淡白，脉沉弱。

【辨证要点】骨节疼痛，时轻时剧，关节僵硬变形，肌肉萎缩。

【病机简析】痹症日久，损耗正气，卫阳受损，肌表不固，外邪易侵，故骨节疼痛时轻时剧；邪气羁留体内，耗伤气血，筋肉失养，故关节僵硬变形，肌肉萎缩，甚至弯腰驼背。

【治法】温阳益气，温经活络。

【辨证选药】可以用尪痹颗粒（胶囊、片），独活寄生丸（合剂、颗粒），益肾蠲痹丸，强力天麻杜仲丸。

此类中成药组方在祛风散寒除湿通络药物基础上，还加入地黄、骨碎补、杜仲、当归等益肾填精之品。

疼痛较重时外用麝香海马追风膏，天和追风膏，祖师麻膏，关节止痛膏，罗浮山风湿膏，武力拔寒散，麝香追风膏，通络骨质宁膏，通络祛痛膏，代温灸膏。

6. 阴虚痹

【临床表现】 痹症迁延不愈，骨节疼痛，筋脉拘急牵引，活动时加剧，形疲乏力，烦躁，盗汗，头晕耳鸣，面赤，或持续低热，潮热，腰酸膝软，口干心烦，大便干结，舌红少苔，脉细。

【辨证要点】 骨节疼痛，筋脉拘急，活动时加剧，腰酸膝软。

【病机简析】 久病阴虚，或长期过用温燥之品，肝肾阴虚，筋脉失养，血虚生风，故筋脉牵扯拘急，骨节疼痛，活动时为甚。肝肾阴亏，故而腰酸膝软，潮热盗汗。

【治法】 滋养肝肾，养血荣筋。

【辨证选药】 可以用养血荣筋丸，八味秦皮丸。

此类中成药组方在通络止痛药物基础上，还加入何首乌、龟板胶等滋养肝肾之品。

三、用药注意

辨证论治是中医学的精髓，中成药治疗首先要遵循辨证论治这一原则。在服用中成药期间，应忌食生冷油腻食物，忌过食或过饱，以利于药物吸收利用。由于治疗本病的中成药组方中常有如马钱子、附子等有毒之品，服药时要注意用法用量，不能超量服用，以免药物中毒。既往有高血压病、消化道溃疡等基础疾病的患者，务必在医师指导下服药，以防加重高血压病情或诱发消化道出血等不良事件。本类药物中多有祛风活血之品，妊娠期间均需忌用或慎用，如必须服用应有医师指导。具体药品的注意事项及禁忌详见各药品的具体内容。

附一

常用治疗关节痛的中成药药品介绍

（一）风寒湿痹常用中成药品种

九味羌活丸（颗粒、口服液）

【处方】羌活、防风、苍术、细辛、川芎、白芷、黄芩、地黄、甘草。

【功能与主治】疏风解表，散寒除湿。用于外感风寒夹湿所致的感冒，症见恶寒、发热、无汗、头重而痛、肢体疼痛；风寒湿邪所致痹痛，关节疼痛，腰膝沉痛；风湿关节痛见上述证候者。

【用法与用量】

丸剂：姜葱汤或温开水送服。规格（1）大蜜丸，一次3～4.5g，一日2次；规格（2）、（3）水丸，一次6～9g，一日2～3次；规格（4）小蜜丸，一次3～4.5g，一日2次。

口服液：口服。一次20ml，一日2～3次。

颗粒剂：姜汤或开水冲服。规格（1）一次5g，规格（2）一次15g，一日2～3次。

【注意事项】

1. 风热感冒或湿热证慎用。

2. 服药期间忌食辛辣、生冷、油腻食物。

【规格】

丸剂：（1）每丸重9g，（2）每袋装6g，（3）每袋装9g，（4）每10丸重1.8g。

颗粒剂：每袋装（1）5g，（2）15g。

口服液：每支装 10ml。

【贮藏】密闭，防潮。

正清风痛宁胶囊（片、缓释片）

【处方】本品为青风藤经加工制成的片剂。

【功能与主治】祛风除湿，活血通络，消肿止痛。用于风寒湿痹，症见肌肉酸痛，关节肿胀、疼痛，屈伸不利，麻木僵硬等，及风湿性与类风湿关节炎具有上述证候者。

【用法与用量】

胶囊：口服。一次 1 粒，温开水送服，一日 2 次。饭前服或遵医嘱。

片剂：口服。一次 1～4 片，一日 3 次，2 个月为一疗程。

缓释片：口服。一次 1～2 片，温开水分次送服，一日 2 次。

【禁忌】

1．孕妇或哺乳期妇女禁用。

2．有哮喘病史及对青风藤碱过敏者禁用。

3．肝肾功能不全者禁用。

【注意事项】

1．定期复查血象，并注意观察血糖和胆固醇。

2．如出现皮疹，或少数患者发生白细胞减少等副作用时，停药后即可消失。

3．应在医师指导下使用。

【规格】

胶囊：每粒含盐酸青藤碱 0.15g。

片剂：每片含盐酸青藤碱 20mg。

缓释片：每片含盐酸青藤碱 60mg。

【贮藏】遮光，密闭保存。

追风透骨丸（胶囊、片）

【处方】制川乌、白芷、制草乌、香附（制）、甘草、白术（炒）、没药（制）、麻黄、川芎、乳香（制）、秦艽、地龙、当归、茯苓、赤小豆、羌活、天麻、赤芍、细辛、防风、天南星（制）、桂枝、甘松。

【功能与主治】祛风除湿，通经活络，散寒止痛。用于风寒湿痹，肢节疼痛，肢体麻木。

【用法与用量】

丸剂：口服。一次 6g，一日 2 次。

胶囊：口服。一次 4 粒，一日 2 次。

片剂：口服。一次 4 片，一日 2 次。

【禁忌】孕妇禁用。

【注意事项】

1. 本品散寒燥湿，故湿热痹阻、脾胃湿热者忌用。

2. 本品含川乌、草乌，有毒，应在医师指导下使用，不可过量服用。

3. 本品含有朱砂，肾脏病患者慎用。

4. 本品含乳香、没药，脾胃虚寒者忌用。

5. 本品含有麻黄，高血压、冠心病患者慎用。

【规格】

丸剂：每 10 丸重 1g。

胶囊：每粒装 0.32g。

片剂：每片重 0.29g。

【贮藏】密封，置阴凉（不超过 20℃）处。

活络丸

【处方】蕲蛇（酒制）、麻黄、羌活、竹节香附、天麻、乌梢蛇（酒炙）、细辛、豹骨（油炙）、僵蚕（麸炒）、铁丝威灵仙（酒炙）、防风、乳香（醋炙）、肉桂（去粗皮）、附子（炙）、全蝎、地龙、没药（醋炙）、丁香、赤芍、血竭、何首乌（黑豆酒炙）、玄参、甘草、熟地黄、白术（麸炒）、茯苓、人参、龟板（沙烫醋淬）、骨碎补、当归、广藿香、熟大黄、白芷、川芎、草豆蔻、黄芩、沉香、黄连、青皮（醋炙）、香附（醋炙）、天竺黄、木香、乌药、松香、葛根、豆蔻、麝香、水牛角浓缩粉、冰片、人工牛黄、朱砂、安息香。

【功能与主治】祛风，舒筋，活络，除湿。用于风寒湿痹引起的肢体疼痛，手足麻木，筋脉拘挛，中风瘫痪，口眼歪斜，半身不遂，言语不清。

【用法与用量】口服。一次 1 丸，一日 2 次，用温黄酒或开水送服。

【禁忌】孕妇忌服。

【注意事项】有心脑血管疾病患者慎用。

【规格】每丸重 3g。

【贮藏】密封。

小活络丸

【处方】制川乌、制草乌、胆南星、乳香（制）、没药（制）、地龙。

【功能与主治】祛风散寒，化痰除湿，活血止痛。用于风寒湿邪闭阻、痰瘀阻络所致的痹病，症见肢体关节疼痛，或冷痛，或刺痛，或疼痛夜甚、关节屈伸不利、麻木拘挛。

【用法与用量】黄酒或温开水送服。规格（1）大蜜丸，一次1丸，一日2次；规格（2）浓缩丸，一次6丸，一日1～2次；或遵医嘱。

【禁忌】孕妇禁用。

【注意事项】

1．过敏体质者慎用。

2．本品性味辛温，为风湿痰瘀阻络所致痹病、中风偏瘫所设，若属湿热瘀阻或阴虚有热者慎用。

3．本品含乳香、没药，脾胃虚弱者慎用。

4．儿童、年老体弱者应在医师指导下服用；儿童必须在成人监护下使用。

5．本品含川乌、草乌，有毒，应在医师指导下使用，不可过量服用。

6．有高血压、心脏病、肝病、肾病等慢性病严重患者应在医师指导下服用。

7．服药期间饮食忌生冷之物。

【规格】（1）每丸重3g，（2）每6丸相当于原生药2.3g。

【贮藏】密封。

【药理毒理】 本品有镇痛、抗炎和免疫抑制作用。

· **镇痛作用** 本品2.675、5.350g/kg灌服对醋酸所致小鼠扭体反应有抑制作用[1]。

· **抗炎作用** 本品对琼脂肉芽组织增殖性炎症有抑制作用，未见对二甲苯、巴豆油和角叉菜胶所致急性炎症有抑制作用，但能减少渗出液中前列腺素的含量[2]。

· **对免疫功能的影响** 本品能抑制2，4-二硝基氟苯所致小鼠迟发型超敏反应，抑制单核-巨噬细胞系统对碳粒的吞噬功能和红细胞免疫黏附功能；抑制鸡红细胞诱导的小鼠溶血素抗体的生成，降低MDA含量。降低再次免疫应答中高值的IgG和循环免疫复合物含量，提高低下的C3水平[2]。

· **镇静作用** 本品1.875、3.75g/kg灌服，可显著减少小鼠自发活动[1]。

· **毒理** 本方煎液小鼠腹腔注射的LD50为3169.55mg/kg[3]。

【参考文献】

[1] 刘希智，赵志玲，马桂华，等.小活络丸的药理研究 [J].中医药学报，1995，（6）：13.

[2] 潘竟锵，肖柳英，张丹，等.小活络丸抑制免疫、抗氧化、抗炎及镇痛作用 [J].中国药理通讯，2003，20（1）：49.

[3] 刘延福，周毅生，吴明轩，等.小活络丸药物动力学的研究 [J].中成药，1991，13（6）：3.

散风活络丸

【处方】 乌梢蛇（酒炙）、草乌（甘草银花炙）、附子（炙）、威灵仙（酒炙）、防风、麻黄、海风藤、细辛、白附子（酒炙）、胆南星（酒炙）、蜈蚣、地龙等 34 味。

【功能与主治】舒筋活络，祛风除湿。用于风寒湿痹引起的中风瘫痪，口眼歪斜，半身不遂，腰腿疼痛，手足麻木，筋脉拘挛，行步艰难。

【用法与用量】用温黄酒或温开水送服。一次 15 丸，一日 1 ~ 2 次。

【禁忌】孕妇禁用。

【注意事项】

1．本品含有兴奋剂成份，运动员慎用。

2．高血压、心脏病患者慎服，或在医师指导下服用。

【规格】每 100 丸重 15g。

【贮藏】密闭。

疏风活络丸

【处方】制马钱子、麻黄、虎杖、菝葜、桂枝、木瓜、甘草、防风、秦艽、桑寄生。

【功能与主治】疏风活络，散寒祛湿。用于风寒湿痹，四肢麻木，关节、腰背酸痛。

【用法与用量】口服。一次半粒，一日 2 次，或于睡前服 1 粒。

【禁忌】孕妇忌服。

【注意事项】

1.高血压患者慎用。

2.不得超量服用。

【规格】每丸重 7.8g。

【贮藏】密封。

祛风止痛丸

【处方】 老鹳草、槲寄生、红花、威灵仙、制草乌、续断、独活。

【功能与主治】 祛风止痛，散寒除湿，强壮筋骨。用于风寒湿痹，关节疼痛，四肢麻木，腰膝酸软。

【用法与用量】 口服。一次 2.2g，一日 2 次。

【禁忌】 孕妇忌服。

【规格】 每 10 丸重 1.1g。

【贮藏】 密封，置阴凉处。

祖师麻片

【处方】 祖师麻。

【功能与主治】 祛风除湿，活血止痛。用于风湿痹症，关节炎，类风湿关节炎。

【用法与用量】 口服。一次 3 片，一日 3 次，温黄酒或温开水送服。

【禁忌】 孕妇忌用。

【注意事项】

1．过敏体质者慎用。

2．本药偏于辛温，湿热闭阻、风湿热痹者忌用。

3．有胃病者可饭后服用，并配合健胃药使用。

【规格】 片心重 0.29g。

【贮藏】 密封。

风湿骨痛颗粒（胶囊、片）

【处方】制川乌、制草乌、红花、甘草、木瓜、乌梅、麻黄。

【功能与主治】温经散寒，通络止痛。用于寒湿闭阻经络所致的痹病，症见腰脊疼痛、四肢关节冷痛；风湿性关节炎见上述证候者。

【用法与用量】

胶囊：口服。一次 2 ~ 4 粒，一日 2 次。

颗粒剂：开水冲服。一次 1 ~ 2 袋，一日 2 次。

片剂：口服。一次 4 ~ 6 片，一日 2 次。

【禁忌】孕妇忌服。

【注意事项】

1．服药后少数可见胃脘不舒，停药后可自行消失。

2．服药期间注意血压变化。

3．高血压、严重消化道疾病慎用。

4．本品含毒性药，不可多服。

【规格】

胶囊：每粒装 0.3g。

颗粒剂：每袋重 2g。

片剂：每片重 0.37g。

【贮藏】密封。

附桂骨痛颗粒

【处方】附子（制）、制川乌、肉桂、党参、当归、白芍（炒）、淫羊藿、乳香（制）。

【功能与主治】温阳散寒，益气活血，消肿止痛。用于颈椎病、腰椎病、膝关节增生性关节炎、坐骨神经痛、腰椎间盘突出后遗症，风湿、类风湿关节炎等。症见：局部骨节疼痛，屈伸不利，麻木或肿胀，遇热则减，畏寒肢冷等。

【用法与用量】 口服。一次 5g，一日 3 次，饭后服，疗程 3 个月。

【禁忌】 孕妇忌服。本品含毒药，不能超量服用。严重心脏病、高血压、肝肾功能不全患者慎用。

【注意事项】 一个疗程治疗后，如需继续治疗，必须停药一个月后遵医嘱服用。

【规格】 每袋装 5g。

【贮藏】 密封。

寒湿痹颗粒（片）

【处方】 白芍、白术、当归、附子、甘草、桂枝、黄芪、麻黄、木瓜、威灵仙、细辛、制川乌。

【功能与主治】 祛寒除湿，温通经络。用于肢体关节疼痛，疲困或肿胀，局部畏寒，风湿性关节炎。

【用法与用量】

颗粒剂：开水冲服。一次 3g（无糖型）或 5g（减糖型），一日 3 次。

片剂：口服。一次 4 片，一日 3 次。

【禁忌】 孕妇忌服，身热高烧者禁用。

【注意事项】

1．本品性味辛温，主治风寒湿痹，风湿热痹者忌用。

2．儿童、年老体弱者慎服。

3．本品含附子、川乌，有毒，应在医师指导下使用，不可过量服用。

【规格】

颗粒剂：每袋装（1）3g（无糖型），（2）5g（有糖型）。

片剂：每片重 0.25g。

【贮藏】密封。

万通筋骨片

【处方】制川乌、制草乌、马钱子（制）、淫羊藿、牛膝、羌活、贯众、黄柏、乌梢蛇、鹿茸、续断、乌梅、细辛、麻黄、桂枝、红花、刺五加、金银花、地龙、桑寄生、甘草、骨碎补（烫）、地枫皮、没药（制）、红参。

【功能与主治】祛风散寒，通络止痛。用于痹症，腰腿痛，肌肉关节疼痛，屈伸不利，以及风湿性关节炎、类风湿关节炎见以上证候者。

【用法与用量】口服。一次 2 片，一日 2 ~ 3 次；或遵医嘱。

【禁忌】孕妇禁服。

【注意事项】

1．本品不宜超量服用。定期复查肾功能。

2．高血压、心脏病患者慎用，或在医师指导下服用。

3．运动员慎用。

【规格】每基片重 0.28g。

【贮藏】密封。

虎力散（胶囊、片）

【处方】制草乌、三七、断节参、白云参。

【功能与主治】驱风除湿，舒筋活络，行瘀，消肿定痛。用于风湿麻木，筋骨疼痛，跌打损伤，创伤流血。

【用法与用量】

散剂：口服，一次 0.3g，一日 1 ~ 2 次，开水或温酒送服。外用，撒于伤口处。

胶囊：口服，一次 0.3g，一日 1 ~ 2 次，开水或温酒送服。外用，将内容物撒于伤口处。

片剂：口服。一次 1 片，一日 2 次。

【禁忌】 孕妇禁用。

【注意事项】

1．过敏体质者慎用。

2．本品含川乌有毒，过量使用可引起心率失常，因此不可过服、久服，如出现中毒症状时，应立即停药并采取相应急救措施。

【规格】

散剂：每瓶装 0.9g。

胶囊：每粒装 0.3g。

片剂：每片重 0.5g。

【贮藏】 密闭，置阴凉干燥处。

木瓜丸

【处方】 牛膝、制川乌、制草乌、白芷、海风藤、威灵仙、木瓜、狗脊（制）、当归、川芎、鸡血藤、人参。

【功能与主治】 祛风散寒，除湿通络。用于风寒湿闭阻所致的痹病，症见关节疼痛、肿胀、屈伸不利、局部畏恶风寒，肢体麻木、腰膝酸软。

【用法与用量】口服。规格（1）大蜜丸，一次1丸；规格（2）浓缩水丸，一次30丸，一日2次。

【禁忌】孕妇禁用。

【注意事项】

1. 过敏体质者慎用。

2. 本品含川乌、草乌，有毒，不可过服、久服，如出现中毒症状，应立即停药并采取相应急救措施。

【规格】（1）每丸重9g，（2）每10丸重1.8g。

【贮藏】密封。

【药理毒理】木瓜丸对大鼠佐剂性关节炎的原发病变和继发病变有显著的预防和治疗作用[1]。

【参考文献】

[1] 郁飞虹，张国斌，邓成志，等.木瓜丸对大鼠佐剂性关节炎的防治作用 [J].中国临床药理学与治疗学，2006，11（5）：590.

关节克痹丸

【处方】川乌（制）、虎杖、草乌（制）、黄芩、独活、秦艽、片姜黄、苍术（炒）、麻黄、薏苡仁、牛膝、海桐皮、桑枝、桂枝、生姜。

【功能与主治】祛风散寒，活络止痛。用于关节炎，四肢酸痛，伸展不利。

【用法与用量】口服。一次8丸，一日2次。

【禁忌】孕妇忌服。

【注意事项】不可过量服用；严重心脏病、高血压、肝肾功能不全患者慎用。

【规格】浓缩丸，每 6 丸重 1g。

【贮藏】密封。

黑骨藤追风活络胶囊

【处方】青风藤、黑骨藤、追风伞。

【功能与主治】祛风除湿，通络止痛。用于风寒湿痹，肩臂腰腿疼痛。对风湿疼痛有较明显的疗效，对因增生性关节炎、类风湿关节炎疼痛、肿胀而致的功能障碍有明显的改善。

【用法与用量】口服。一次 3 粒，一日 3 次；2 周为一疗程。

【禁忌】孕妇禁用，消化道溃疡患者禁服。

【注意事项】

1．忌寒凉及油腻食物。

2．本品宜饭后服用。

3．不宜在服药期间同时服用其它泻火及滋补性中药。

4．热痹者不适用，主要表现为关节肿痛如灼、痛处发热，疼痛窜痛无定处，口干唇燥。

5．有高血压、心脏病、肝病、糖尿病、肾病等慢性病患者慎用。

6．对本品过敏者禁用，过敏体质者慎用。

【规格】每粒装 0.3g。

【贮藏】密封。

金骨莲胶囊（片）

【处方】透骨香、汉桃叶、大血藤、八角枫、金铁锁。

【功能与主治】祛风除湿，消肿止痛。用于风湿痹阻所致的关节肿痛、曲伸不利等。

【用法与用量】

胶囊：口服。一次 2 粒，一日 3 次。

片剂：口服。一次 2 片，一日 3 次；或遵医嘱。

【禁忌】 孕妇禁用。

【注意事项】

1．忌寒凉、辛辣及油腻食物。

2．本品宜饭后服用。

3．不宜在服药期间同时服用其它泻火及滋补性中药。

4．热痹者不适用，主要表现为关节肿痛如灼、痛处发热、疼痛窜痛无定处，口干唇燥。

5．有高血压、心脏病、肝病、糖尿病、肾病等慢性病严重者应在医师指导下服用。

6．服药 7 天症状无缓解，应去医院就诊。

7．个别患者服药后会有食道梗阻不适之感，或胃肠不适感。

8．对本品过敏者禁用，过敏体质者慎用。

【规格】

胶囊：每粒装 0.25g。

片剂：每片重 0.24g。

【贮藏】 密封，置阴凉处。

风湿二十五味丸

【处方】 檀香、闹羊花、白豆蔻、麝香、肉豆蔻、木棉花蕊、紫檀香、牛黄、紫花地丁、漏芦花、苘麻子、木棉花瓣、驴血粉、栀子、草果、川楝子、玉簪花、草决明、杜仲、苦参、西红花、诃子、石膏、枫香脂、丁香。

【功能与主治】 散瘀。用于游痛症，关节炎，类风湿。

【用法与用量】 口服。一次 11 ～ 15 粒，一日 1 ～ 2 次。

【禁忌】 孕妇禁用。

【注意事项】 若服药期间出现恶心呕吐、腹泻、心跳缓慢、血压下降，应立即停止用药。

【规格】 每 10 粒重 2g。

【贮藏】 密封。

（二）热痹常用中成药品种

二妙丸

【处方】 苍术（炒）、黄柏（炒）。

【功能与主治】 燥湿清热。用于湿热下注，足膝红肿热痛，下肢丹毒，白带，阴囊湿痒。

【用法与用量】 口服。一次 6 ～ 9g，一日 2 次。

【注意事项】

1．过敏体质者慎用。

2．本品清热燥湿，故寒湿痹阻、脾胃虚寒者忌用。

3．服用本品 3 天后症状加重，或出现其他严重症状时，应停药并及时去医院诊治。

4．服药期间，宜食用清淡易消化之品，忌食辛辣油腻之品，宜忌酒，以免助热生湿。

【规格】 每 100 粒重 6g。

【贮藏】 密闭，防潮。

【药理毒理】

·**对免疫功能的影响** 二妙散水提物 100、200mg/kg 灌胃对 2，4，6－三硝基氯苯所致的小鼠接触性皮炎诱导相和效应相有明显的抑制作用。本品处方水提物 200、400mg/kg 灌胃对二甲苯及蛋清所致小鼠炎症无抑制作用，表明其免疫抑制作用可能是释放淋巴因子及抑制效应 T 细胞的形成[1]。二妙散煎剂能延长植皮小鼠皮片的半数生存期，降低外周血 T 细胞值和脾指数，表明对细胞免疫有抑制作用[2]。

【参考文献】

[1] 徐强，陈婷，朱梅芬，等 . 二妙散对迟发型变态反应的抑制作用 [J]. 中国免疫学杂志，1993，9（4）：244.

[2] 邱全瑛，杨燕玲 . 二妙散对植皮小鼠细胞免疫功能的影响 [J]. 中国病理生理杂志，1994，10（1）：34.

四妙丸

【处方】 苍术、牛膝、黄柏、薏苡仁。

【功能与主治】 清热利湿。用于湿热下注所致的痹病，症见足膝红肿，筋骨疼痛。

【用法与用量】 口服。一次 6g，一日 2 次。

【注意事项】

1．孕妇慎用。

2．虚寒痿证，带下，阴虚者，风寒湿痹等忌用。

3．服药期间饮食宜用清淡易消化之品，忌饮酒，忌食鱼腥、辛辣、油腻之品。

【规格】 每 15 粒重 1g。

【贮藏】密封。

豨桐胶囊

【处方】豨莶草、臭梧桐叶。

【功能与主治】祛风湿，止痛。用于四肢麻痹、骨节疼痛、风湿性关节炎。

【用法与用量】口服。一次2～3粒，一日3次。

【禁忌】忌食猪肝、羊肉、羊血、番薯（山芋）。

【规格】每粒装0.4g。

【贮藏】密封，避热。

湿热痹颗粒（片）

【处方】苍术、黄柏、粉萆薢、薏苡仁、汉防己、连翘、川牛膝、地龙、防风、威灵仙、忍冬藤、桑枝。

【功能与主治】祛风除湿，清热消肿，通络定痛。用于湿热阻络所致的痹病，症见肌肉或关节红肿热痛，有沉重感，步履艰难，发热，口渴不欲饮，小便色黄。

【用法与用量】

颗粒剂：开水冲服。一次1袋，一日3次。

片剂：口服。一次6片，一日3次。

【禁忌】孕妇禁用。

【注意事项】

1. 本品清热利湿，寒湿痹阻及脾胃虚寒者忌用。

2. 过敏体质者慎用。

3. 服药期间，宜食用清淡易消化之品，忌食辛辣油腻之品，宜忌酒，以免助热生湿。

【规格】

颗粒剂：每袋装（1）5g（减糖型），（2）3g（无糖型）。

片剂：每基片重0.25g。

【贮藏】密封。

【药理毒理】

·**抗炎镇痛作用** 湿热痹颗粒能抑制醋酸所致的小鼠腹腔毛细血管通透性增高及二甲苯所引起的耳郭肿胀；显著减轻类风湿关节炎模型大鼠足爪肿胀程度、降低外周血白细胞数目及关节炎症积分[1]。

【参考文献】

[1] 辛增辉，季春，肖丹，等.湿热痹颗粒镇痛抗炎作用的实验研究 [J].中药新药与临床药理，2009，20（2）：123.

珍宝丸

【处方】珍珠（制）、石膏、丁香、川楝子、栀子、红花、肉豆蔻、白豆蔻、决明子、草果仁、苘麻子、枫香脂、土木香、木香、甘草、檀香、降香、地锦草、白巨胜、黑种草子、方海、海金沙、沉香、荜茇、肉桂、人工麝香、人工牛黄、诃子、水牛角浓缩粉。

【功能与主治】清热，安神，舒筋活络。用于风湿、类风湿等疾病，以及半身不遂，肌筋萎缩，神经麻痹，肾损脉伤，瘟疫热病，久治不愈等症。

【用法与用量】口服。一次13～15粒，一日1～2次。

【注意事项】孕妇慎用。

【规格】每 10 粒重 2g。

【贮藏】密封，防潮。

复方伸筋胶囊

【处方】虎杖、伸筋草、三角风、香樟根、飞龙掌血、大血藤、茯苓、泽泻、透骨香、牡丹皮、山茱萸、山药、淀粉。

【功能与主治】清热除湿，活血通络。用于湿热瘀阻所致关节疼痛，屈伸不利。

【用法与用量】口服。一次 4 粒，一日 3 次。

【禁忌】儿童、孕妇禁用。

【注意事项】

1．忌寒凉、酸涩、辛辣、油腻食物及海鲜品。

2．本品宜饭后服用。

3．不宜在服药期间同时服用其它滋补性中药。

4．有高血压、心脏病、肝病、糖尿病、肾病等慢性病严重者应在医师指导下服用。

5．服药 7 天症状无缓解，应去医院就诊。

6．严格按照用法用量服用，年老体弱者应在医师指导下服用。

7．对本品过敏者禁用，过敏体质者慎用。

8．本品性状发生改变时禁止使用。

9．请将本品放在儿童不能接触的地方。

10．如正在使用其他药品，使用本品前请咨询医师或药师。

【规格】每粒装 0.4g。

【贮藏】密封。

（三）顽痹常用中成药品种

复方夏天无片

【处方】夏天无、夏天无总碱、制草乌、豨莶草、安痛藤、鸡血藤、鸡矢藤、威灵仙、木通、五加皮、羌活、独活、秦艽、蕲蛇、麻黄、防风、全蝎、僵蚕、马钱子（制）、苍术、乳香（制）、没药（制）、木香、川芎、丹参、当归、三七、骨碎补、赤芍、山楂叶、麝香、冰片、牛膝。

【功能与主治】驱风逐湿，舒筋活络，行血止痛。用于风湿性关节肿痛，坐骨神经痛，脑血栓形成的肢体麻木，屈伸不灵，步履艰难及小儿麻痹后遗症等。

【用法与用量】口服。一次 2 片，一日 3 次，小儿酌减。

【禁忌】孕妇禁用。

【注意事项】

1．过敏体质者慎用。

2．慢性肝炎、肝硬化以及肝癌患者应该慎用，即便使用不可久服，以免加重肝脏病变。

3．有高血压、心脏病、肾脏病等严重者慎用，应在医师指导下服用。

4．本品久服则易耗气伤阴，不宜久服。

5．服用本品期间，如平素月经正常，突然出现月经过多或过少，或经期错后，或阴道不规则出血，应去医院就诊。

【规格】每素片重 0.3g，每瓶装 36 片。

【贮藏】密封。

肿痛安胶囊

【处方】 三七、天麻、僵蚕、白附子（制）、防风、羌活、天南星（制）、白芷。

【功能与主治】 祛风化痰，行瘀散结，消肿定痛。用于风痰瘀阻引起的牙痛、咽喉肿痛、口腔溃疡，及风痰瘀血阻络引起的痹病，症见关节肿胀疼痛、筋脉拘挛、屈伸不利；用于破伤风的辅助治疗。

【用法与用量】 口服，一次2粒，一日3次，小儿酌减。外用，用盐水清洁创面，将胶囊内的药粉撒于患处，或用香油调敷。

【注意事项】 孕妇慎用。

【规格】 每粒装0.28g。

【贮藏】 密封。

通络开痹片

【处方】 马钱子粉、川牛膝、当归、全蝎、荆芥、防风、红花、木瓜等。

【功能与主治】 祛风通络，活血散结。用于寒热错杂、瘀血阻络所致的关节疼痛、肿胀；类风湿关节炎具上述证候者。

【用法与用量】 晚饭后服。一次3片，一日1次，60天为一疗程。

【不良反应】 个别患者发生头晕，舌、唇麻，口干，胃部不适，便秘，肌肉抽动，阳强，皮疹，全身发紧。

【禁忌】 孕妇禁用。

【注意事项】 本品含毒性药物，需在医师指导下使用；发生不良反应时应减量或停用。

【规格】 每素片重 0.3g。

【贮藏】 密封。

独一味丸（颗粒、胶囊、片）

【处方】 独一味。

【功能与主治】 活血止痛，化瘀止血。用于多种外科手术后的刀口疼痛、出血，外伤骨折，筋骨扭伤，风湿痹痛以及崩漏，痛经，牙龈肿痛、出血等。

【用法与用量】

丸剂：口服。一次 3 粒，一日 3 次，7 天为一疗程。

颗粒剂：口服。一次 1 袋，一日 3 次。

胶囊：口服。一次 3 粒，一日 3 次。

片剂：口服。一次 3 片，一日 3 次；或必要时服。

【禁忌】 孕妇禁用。

【规格】

丸剂：浓缩丸，每丸装 0.7g。

颗粒剂：每袋装 2g。

胶囊：每粒装 0.5g。

片剂：每片重 0.5g。

【贮藏】 密封，置阴凉干燥处。

骨龙胶囊

【处方】 狗腿骨、穿山龙。

【功能与主治】散寒镇痛，活血祛风，强筋壮骨。用于慢性风湿及类风湿关节炎。

【用法与用量】口服。一次 4 ~ 6 粒，一日 3 次，1 个月为一疗程。

【禁忌】孕妇忌服。

【规格】每粒装 0.5g。

【贮藏】密封。

风湿祛痛胶囊

【处方】川黄柏、苍术、威灵仙、鸡血藤、蜂房、乌梢蛇、金钱白花蛇、蕲蛇、红花、土鳖虫、乳香、没药、全蝎、蜈蚣、地龙等。

【功能与主治】燥湿祛痛，活血化瘀，通络止痛，扶正祛邪。用于痹病寒热错杂证，症见肌肉关节疼痛、肿胀、关节活动受限、晨僵、局部发热，风湿性关节炎、类风湿关节炎见上述证候者。

【用法与用量】口服。一次 5 粒，一日 3 次，餐后 30 分钟服，风湿性关节炎 4 周为一疗程。

【禁忌】孕妇忌用。

【注意事项】过敏体质者慎用。

【规格】每粒装 0.3g。

【贮藏】密封。

复方雪莲胶囊

【处方】雪莲、制川乌、制草乌、羌活、独活、延胡索（醋制）、木瓜、香加皮。

【功能与主治】 温经散寒，祛风逐湿，化瘀消肿，舒筋活络。用于风寒湿邪痹阻经络所致风湿性关节炎，类风湿关节炎，强直性脊柱炎和各类退行性骨关节病。

【用法与用量】 口服。一次 2 粒，一日 2 次。

【禁忌】 孕妇禁用。

【注意事项】

1．本品性味辛温，为风湿寒痹所设，若属风湿热痹者忌服。

2．本品含川乌、草乌、香加皮，孕妇忌服。

3．忌食生冷。

4．本品所含川乌、草乌有毒，应在医师指导下使用，不可过量服用。

5．本品含香加皮，具有强心作用，缺血性心脏病患者慎用。

【规格】 每粒装 0.3g。

【贮藏】 密封，置阴凉干燥处。

【药理毒理】 本品有抗炎、镇痛作用。

·**抗炎作用** 本品 0.15、0.30、0.60g/kg 灌服，对佐剂性关节炎大鼠的急性原发性炎症和继发性免疫性炎症有抑制作用，对大鼠角叉菜胶性足肿胀、大鼠棉球肉芽肿形成有抑制作用。0.2、0.4、0.8g/kg 灌服对绵羊红细胞所致小鼠足爪迟发型超敏反应有抑制作用[1]。

·**镇痛作用** 本品能抑制腹腔注射醋酸所致小鼠扭体反应，对热板法致小鼠疼痛也能提高其痛阈值[1]。

【参考文献】

[1] 刘发，孙玉发，张云珍，等.复方雪莲胶囊的抗炎作用 [J].

中国药理学会通讯，2000，17（4）：25.

风湿马钱片

【处方】 马钱子（制）、僵蚕（炒）、全蝎、乳香（炒）、没药（炒）、牛膝、苍术、麻黄、甘草。

【功能与主治】 祛风除湿，活血祛瘀，通络止痛。用于风湿闭阻、瘀血阻络所致的痹病，症见关节疼痛、刺痛或疼痛较甚；风湿性关节炎、类风湿关节炎、坐骨神经痛见上述证候者。

【用法与用量】 口服。常用量，一次3~4片；极量，一次5片，一日1次。睡前温开水送服。

【禁忌】 孕妇禁用。

【注意事项】

1.过敏体质者慎用。

2.本品含乳香、没药，脾胃虚弱者慎用。

3.本品含马钱子有大毒，过量使用可引起肢体颤抖、惊厥、呼吸困难、甚至昏迷，因此不可过服、久服，如出现中毒症状时，应立即停药并采取相应急救措施。

4.服本品后若出现头晕、恶心、身软，可减量或暂停服，并多饮温开水或用甘草、绿豆煎水服，即可缓解。

【规格】 每片重0.17g。

【贮藏】 密封。

复方风湿宁片

【处方】 两面针、野木瓜、宽筋藤、过岗龙、威灵仙、鸡骨香。

【功能与主治】 祛风除湿，活血散瘀，舒筋止痛。用于风湿痹痛。

【用法与用量】 口服。一次 5 片，一日 3 ~ 4 次。

【禁忌】 儿童、孕妇禁用。

【注意事项】

1. 忌寒凉及油腻食物。

2. 本品宜饭后服用。

3. 不宜在服药期间同时服用其它泻火及滋补性中药。

4. 热痹者不适用，主要表现为关节肿痛如灼、痛处发热，疼痛窜痛无定处，口干唇燥。

5. 有高血压、心脏病、糖尿病、肝病、肾病等慢性病严重者应在医师指导下服用。

6. 服药 7 天症状无缓解，应去医院就诊。

7. 严格按照用法用量服用，年老体弱者应在医师指导下服用。

8. 对本品过敏者禁用，过敏体质者慎用。

【规格】 每片重 0.48g。

【贮藏】 密封。

金骨莲胶囊（片）

参见本病"风寒湿痹证常用中成药品种"。

疏风定痛丸

【处方】 马钱子（制）、麻黄、乳香（醋制）、千年健、地枫皮、桂枝、羌活、独活、木瓜、牛膝、杜仲（盐水制）等。

【功能与主治】 祛风散寒，活血止痛。用于风寒湿痹，筋脉不舒，四肢麻木，腰腿疼痛，跌打损伤，瘀血作痛。

【用法与用量】口服。一次 6g（30 丸），一日 2 次。

【禁忌】孕妇禁用。

【注意事项】

1. 本品含士的宁，不宜长期服用、过量服用。

2. 心动过速者慎用；体弱者慎用。

3. 如出现周身发紧，头颈不适，肢体颤动，呼吸困难，需立即停药，严重者立即到医院就诊。

【规格】每 100 丸重 20g。

【贮藏】密封。

盘龙七片

【处方】盘龙七、当归、丹参、重楼、红花、乳香、没药、缬草、木香、过山龙、羊角七、八里麻、支柱蓼、老鼠七、青蛙七、珠子参、秦艽、络石藤、壮筋丹、伸筋草、白毛七、祖师麻、川乌、草乌、铁棒锤、五加皮、竹根七、杜仲、牛膝。

【功能与主治】活血化瘀，祛风除湿，消肿止痛。用于风湿性关节炎，腰肌劳损，骨折及软组织损伤。

【用法与用量】口服。一次 3～4 片，一日 3 次。

【禁忌】孕妇忌用。

【注意事项】

1. 过敏体质慎用。

2. 本品含乌头碱，应严格在医师指导下按规定剂量服用。不得任意增加服用量和服用时间。服药后如果出现唇舌发麻、头痛头昏、腹痛腹泻、心烦欲呕、呼吸困难等情况，应立即到医院救治。

3．年老体弱者应在医师指导下服用。

4．儿童必须在成人监护下使用。

5．服本品 3 天后症状加重，或出现其他严重症状时，应停药并及时去医院诊治。

6．服药期间，饮食宜清淡，忌食生冷、油腻、辛辣难消化的食品，以免加重病情。

【规格】每基片重 0.3g。

【贮藏】密闭，防潮。

瘀血痹颗粒（胶囊）

【处方】乳香（炙）、没药（炙）、威灵仙、丹参、川芎、当归、红花、川牛膝、姜黄、香附（炙）、炙黄芪。

【功能与主治】活血化瘀，通络定痛。用于瘀血阻络的痹证，症见肌肉关节疼痛剧烈，多呈刺痛感，部位固定不移，痛处拒按，可有硬节或瘀斑。

【用法与用量】

颗粒剂：开水冲服。一次 10g，一日 3 次；或遵医嘱。

胶囊：口服。一次 4 粒，一日 3 次；或遵医嘱。

【禁忌】孕妇忌用。

【注意事项】

1．过敏体质者慎用。

2．本品含乳香、没药，脾胃虚弱者慎用。

3．服用本品 3 天后症状加重，或出现其他严重症状时，应停药并及时去医院诊治。

4．服药期间，饮食宜清淡，忌食生冷、油腻、辛辣难消化的食品，以免加重病情。

【规格】

颗粒剂：每袋装 10g。

胶囊：每粒装 0.4g。

【贮藏】 密封。

扎冲十三味丸

【处方】 诃子、制草乌、石菖蒲、木香、麝香、珊瑚、珍珠、丁香、沉香、禹粮土、磁石、甘草、肉豆蔻。

【功能与主治】 祛风通窍，舒筋活血，镇静安神，除湿。用于中风后遗症，中风预防（中风先兆），癫痫，颈椎病，风湿性、类风湿疾病及骨关节疾病等。

【用法与用量】 晚间临睡前温开水冲服。一次 5 ～ 9 粒，一日 1 次；小儿酌减或遵医嘱。

【禁忌】 孕妇忌用。

【注意事项】

1. 本品含乌头碱，应严格在医师指导下按规定量服用，不得任意增加服用量和服用时间，服药后如果出现唇舌发麻、头痛头晕、腹痛腹泻、心烦欲呕、呼吸困难等情况，应立即停药并到医院救治。

2. 年老体弱者慎用。

【规格】 每 5 粒重 1g。

【贮藏】 密闭，防潮贮存。

红花如意丸

【处方】 红花、藏红花、鬼臼（桃儿七）、诃子、藏茜草、肉桂、巴夏嘎、藏木香、芫荽果、降香、朱砂、熊胆、藏紫草、光明盐、喜马拉雅紫茉莉、榜嘎、胡椒、花蛇肉（去毒）、矮紫堇、余甘子、沙棘膏、硇砂、紫草茸、枸杞子、沉香、火硝。

【功能与主治】 祛风镇痛，调经血，祛斑。用于妇女血证，风证，阴道炎，宫颈糜烂，心烦血虚，月经不调，痛经，下肢关节疼痛，筋骨肿胀，晨僵，麻木，小腹冷痛及寒湿性痹症。

【用法与用量】 口服。一次 1 ~ 2g，一日 2 次。

【禁忌】 肝肾功能不全、造血系统疾病患者，孕妇及哺乳期妇女禁用。

【注意事项】

1．本品含朱砂，不宜长期服用；本品为处方药，须在医师指导下使用。

2．服用本品应定期检查血、尿中汞离子浓度，检查肝、肾功能，超过规定限度者立即停用。

【规格】 每 10 丸重 2g。

【贮藏】 密封，防潮。

（四）气血虚痹常用中成药品种

大活络丸（胶囊）

【处方】 蕲蛇、乌梢蛇、全蝎、地龙、天麻、威灵仙、制草乌、肉桂、细辛、麻黄、羌活、防风、松香、广藿香、豆蔻、僵蚕（炒）、天南星（制）、牛黄、乌药、木香、沉香、丁香、青皮、香附（醋制）、麝香、安息香、冰片、两头尖、赤芍、没药（制）、乳香（制）、血竭、黄连、黄芩、贯众、葛根、水牛角浓缩粉、大黄、玄参、红参、白术（麸炒）、甘草、熟地黄、当归、何首乌、骨碎补（烫、去毛）、龟甲（醋淬）、狗骨（油酥）。

【功能与主治】 祛风止痛，除湿豁痰，舒筋活络。用于中风痰厥引起的瘫痪，足痿痹痛，筋脉拘急，腰腿疼痛及跌打损伤，行走不便，胸痹等症。

【用法与用量】

丸剂：温黄酒或温开水送服。一次1丸，一日1～2次。

胶囊：口服。一次6粒，一日2次；儿童酌情减半服用。

【禁忌】 孕妇忌用。

【注意事项】

1．过敏体质者慎用。

2．本品性偏燥烈，阴虚火旺者慎用；出血性中风初期，神志不清者忌用。

3．服药期间忌食膏粱厚味，油腻不化之食，宜戒酒。

4．本品含有乳香、没药，脾胃虚寒者慎用。

5．年老体弱者应在医师指导下服用。

6．儿童必须在成人监护下使用。

7．本品含草乌、细辛，有毒，应在医师指导下使用，不可过量服用。

【规格】

丸剂：每丸重3.5g。

胶囊：每粒装0.25g。

【贮藏】 密封。

【药理毒理】 本品有抗动脉粥样硬化、增加脑血流量、抗凝血及抗炎等作用。

·抗动脉粥样硬化作用 对于高脂饲料造成的实验性动脉粥样硬化家兔，大活络丸 0.75g/ 只于造模同时给药，可使主动脉病变面积减少，但血清胆固醇未见明显降低[3]。

·对心脑血管的影响 本品 0.14g/kg 十二指肠给药，可使犬脑血流量显著增加，0.16g/kg 可使猫血压下降原水平的 20.4%，维持 2～4 小时，对猫呼吸、心率无明显影响。离体兔耳灌流，可显著增加每分灌流液量[4]。体外试验本品浸膏可使对正常离体和去甲肾上腺素所致的痉挛兔主动脉平滑肌显著舒张，且对后者的作用更明显[5]。

·对血液系统的影响 本品 0.63g/kg 灌服 11 天能抑制大鼠血栓形成[4]。大活络丸浸膏 5ml/kg（含生药 2.2g/ml）连续灌胃给药 12 天，能显著延长家兔出、凝血时间和纤维蛋白生成[5]。

·抗炎作用 本品 0.135g/kg 灌服，对大鼠蛋清性足肿胀有抑制作用[4]。

·对骨骼肌的影响 6% 大活络丸悬液局部给药，能使蟾蜍腓肠肌收缩力增强[4]。

·毒理 大活络丸 48g/kg 给小鼠灌胃，未发现明显毒性反应[5]。

【参考文献】

[1] 王琦. 大活络丸治疗癫痫26例疗效观察. 广西中医药，1988，11（2）：14.

[2] 夏仪莹. 大活络丹治疗高脂血症86例临床观察. 湖南中医杂志，1998，14（3）：9.

[3] 梅家俊，董良士，郑咏兰，等. 参麝活络丸、大活络丸对家兔实验性动脉粥样硬化的防治作用. 湖北中医杂志，1983，

（3）：48.

[4] 何功信，张世芳，向先品，等．大活络丸的药理作用．中成药研究，1984，（5）：20.

[5] 李锐，邢欣，刘义奋．大活络丸作用原理初探．实用医学杂志，1986，2（5）：33.

[6] 李红宾，杨莉，董成琳．大活络丸致大疱性表皮坏死松解型药疹1例．现代中西医结合杂志，2001，10（13）：1272.

痹祺胶囊

【处方】 马钱子〔调成粉〕、党参、白术、茯苓、丹参、三七、川芎、牛膝、地龙、甘草。

【功能与主治】 益气养血，活血通络，祛风止痛。用于腰肌劳损，症见有肌肉关节酸痛无力，关节肿大变形或肌萎缩，气短，困倦；舌苔少，脉沉细无力。

【用法与用量】 口服。一次4粒，一日2～3次。

【禁忌】 高血压病患者、孕妇忌服。

【注意事项】

1．过敏体质者慎用。

2．本品含有乳香、没药，脾胃虚弱者慎用。

3．儿童、年老体弱者应在医师指导下服用。

4．儿童必须在成人监护下使用。

5．服用本品3天后症状加重，或出现其他严重症状时，应停药并及时去医院诊治。

6．本品含马钱子，有大毒，过量使用可引起肢体颤抖、惊厥、呼吸困难，甚至昏迷，因此不可过服、久服，如出现中毒症状时，应立即停药并采取相应急救措施。

7. 服用本品后若出现恶心、头晕、口干症状应停止用药，症状轻者可灌以冷茶水或用甘草、绿豆各 60g 煮汤灌服，即可缓解。

8. 服药期间，饮食宜清淡，忌食生冷、油腻、辛辣、难消化的食品，以免加重病情。

【规格】每粒装 0.3g。

【贮藏】密闭。

天麻壮骨丸

【处方】天麻、独活、豹骨、人参、细辛、鹿茸、杜仲（盐炙）、五加皮、秦艽、豨莶草、防风、当归、川芎、防己、桑枝、白芷、藁本、羌活、老鹳草、常春藤、滑石粉、阿拉伯酸、淀粉、白虫蜡、活性碳。

【功能与主治】祛风除湿，活血通络，补肝肾，强腰膝。用于风湿阻络，偏正头痛，头晕，风湿痹痛，腰膝酸软，四肢麻木。

【用法与用量】口服。一次 4 丸，一日 3 次。

【禁忌】孕妇忌用。

【注意事项】

1. 忌房欲、气恼，忌食生冷食物。

2. 服用前应除去蜡皮和塑料球壳。

3. 本品不可整丸吞服。

【规格】每 10 丸重 1.7g。

【贮藏】密封。

通痹胶囊

【处方】马钱子（制）、白花蛇、蜈蚣、全蝎、地龙、僵蚕、乌梢蛇、天麻、人参、黄芪、当归、羌活、独活、防风、麻黄、桂枝、附子（制）、制川乌、薏苡仁、苍术、白术（炒）、桃仁、红花、没药（制）、穿山甲（制）、延胡索（制）、牡丹皮、阴行草、王不留行、鸡血藤、香附（酒制）、木香、枳壳、砂仁、路路通、木瓜、川牛膝、续断、伸筋草、大黄、朱砂。

【功能与主治】调补气血，祛风胜湿，活血通络，消肿止痛。用于寒湿阻络、肝肾两虚型痹症；风湿性关节炎，类风湿关节炎。

【用法与用量】饭后服。一次1粒，一日2～3次；或遵医嘱。

【禁忌】孕妇禁用。

【注意事项】肝肾功能损害与高血压患者慎用。

【规格】每粒含士的宁0.28～0.50mg。

【贮藏】密封。

风湿液

【处方】独活、桑寄生、羌活、防风、秦艽、木瓜、鹿角胶、鳖甲胶、牛膝、当归、白芍、川芎、红花、白术、甘草、红曲。

【功能与主治】补养肝肾，养血通络，祛风除湿。用于肝肾血亏、风寒湿痹引起的骨节疼痛，四肢麻木，以及风湿性、类风湿疾病见上述证候者。

【用法与用量】口服。一次10～15ml，一日2～3次。

【禁忌】孕妇禁用。

【注意事项】

1. 本品补益肝肾，祛风除湿，湿热痹病者不宜服用。

2. 服药期间，忌食生冷油腻食品。

3. 对本品过敏者不宜服用。

【规格】每瓶装（1）10ml，（2）100ml，（3）250ml，（4）500ml。

【贮藏】密封，置阴凉干燥处。

（五）阳虚痹常用中成药品种

尪痹颗粒（胶囊、片）

【处方】地黄、熟地黄、续断、附片（黑顺片）、独活、骨碎补、桂枝、淫羊藿、防风、威灵仙、皂角刺、羊骨、白芍、狗脊（制）、知母、伸筋草、红花。

【功能与主治】补肝肾，强筋骨，祛风湿，通经络。用于久痹体虚，关节疼痛，局部肿大，僵硬畸形，屈伸不利及类风湿关节炎见有上述证候者。

【用法与用量】

颗粒剂：开水冲服。规格（1）、（2）一次6g，一日3次。

胶囊：口服。一次5粒，一日3次。

片剂：口服。规格（1）一次7～8片，规格（2）一次4片，一日3次。

【禁忌】孕妇禁用。

【注意事项】

1. 过敏体质者慎用。

2. 年老体弱者应在医师指导下服用。

3．儿童必须在成人监护下使用。

4．服用本品 3 天后症状加重，或出现其他严重症状时，应停药并及时去医院诊治。

5．有高血压、心脏病、肝病、肾病等慢性病严重者应在医师指导下服用。

6．服本品期间，饮食宜清淡，忌食生冷、油腻、辛辣、难消化的食品，以免加重病情。

【规格】

颗粒剂：每袋装（1）3g，（2）6g。

胶囊：每粒装 0.55g。

片剂：每片重（1）0.25g，（2）0.5g。

【贮藏】密封。

【药理毒理】本品有抗炎作用。

本品 10g/kg 灌服，连续 4 天，对大鼠蛋清性、甲醛性足肿胀均有抑制作用，对组胺所致大鼠皮肤毛细血管通透性增加也有抑制作用，抑制角菜胶所致大鼠胸膜炎模型的白细胞游出，抑制佐剂性关节炎大鼠继发性病变[1]。

【参考文献】

[1] 海平.尪痹冲剂抗炎作用研究.西北药学杂志，1998，13（2）：64.

独活寄生丸（合剂、颗粒）

【处方】独活、桑寄生、熟地黄、牛膝、细辛、秦艽、茯苓、肉桂、防风、川芎、党参、甘草、当归（酒制）、白芍、杜仲（盐水制）。

【功能与主治】养血舒筋，祛风除湿。用于风寒湿痹，腰膝冷痛，屈伸不利。

【用法与用量】

丸剂：口服。成人一次 1 丸，一日 2 次，7 岁以上儿童服成人的 1/2 量。

合剂：口服。一次 15 ~ 20ml，一日 3 次。用时摇匀。

颗粒剂：温开水冲服。一次 1 袋，一日 3 次。

【禁忌】孕妇禁用。

【注意事项】

1．忌生冷、油腻食物。

2．小儿、年老患者应在医师指导下使用。

3．高血压、心脏病、肝病、糖尿病、肾病等慢性病严重者应在医师指导下服用。

4．发热患者暂停使用。

5．药品性状发生改变时禁止服用。

6．儿童必须在成人的监护下使用。

7．请将此药品放在儿童不能接触的地方。

【规格】

丸剂：每丸重 6g。

合剂：每瓶重 100ml。

颗粒剂：每袋重 5g。

【贮藏】密封，置阴凉干燥处。

益肾蠲痹丸

【处方】地黄、熟地黄、当归、淫羊藿、全蝎、蜈蚣、蜂房、骨碎补、地龙、乌梢蛇、延胡索等 20 味药材。

【功能与主治】 温补肾阳，益肾壮督，蠲痹通络。用于症见发热，关节疼痛、肿大、红肿热痛、屈伸不利、肌肉疼痛、瘦削或僵硬、畸形的顽痹（类风湿关节炎）。

【用法与用量】 口服。一次 8g，疼痛剧烈可加至 12g，一日 3 次，饭后温开水送服。

【禁忌】 妇女月经期经行量多时停用，孕妇禁服。

【注意事项】 过敏体质和湿热偏盛者慎用该品。

【规格】 每袋重 8g。

【贮藏】 密封，防潮（常温 10℃～30℃）。

强力天麻杜仲丸

【处方】 天麻、杜仲（盐制）、制草乌、附子（制）、独活、藁本、玄参、当归、地黄、川牛膝、槲寄生、羌活等。

【功能与主治】 祛风活血，舒筋止痛。用于中风引起的筋脉挛痛，四肢麻木，行走不便，腰腿酸痛，顽固性头痛。

【用法与用量】 口服。一次 3～5 丸，一日 2～3 次。

【禁忌】 孕妇忌服。

【注意事项】 高血压患者忌服。

【规格】 每丸重 0.25g。

【贮藏】 密封。

（六）阴虚痹常用中成药品种

养血荣筋丸

【处方】 当归、赤芍、铁丝威灵仙（酒炙）、油松节、赤小豆、鸡血藤、白术（麸炒）、续断、伸筋草、陈皮、补骨脂（盐炒）、桑寄生、透骨草、党参、何首乌（黑豆酒炙）、木香，辅料为蜂蜜。

【功能与主治】 养血荣筋，祛风通络。用于跌打损伤日久引起的筋骨疼痛，肢体麻木，肌肉萎缩，关节不利，肿胀等陈旧性疾患。

【用法与用量】 口服。一次 60～120 粒（6～12g），一日 2 次。

【禁忌】 孕妇忌服。

【注意事项】

1．6 岁以下儿童慎用。

2．按照用法用量服用，年老体虚者应在医师指导下服用。

3．对本品过敏者禁用，过敏体质者慎用。

4．药品性状发生改变时禁止服用。

5．请将此药品放在儿童不能接触的地方。

6．如正在使用其他药品，使用本品前请咨询医师或药师。

【规格】 每 100 粒重 10g。

【贮藏】 密封。

八味秦皮丸

【处方】 秦皮、针铁矿、多刺绿绒蒿、草莓、朱砂、寒水石（制）、美丽凤毛菊、麝香。

【功能与主治】 接骨，消炎，止痛。用于骨折、软组织损伤、骨髓炎、风湿性及类风湿关节炎。

【用法与用量】

1．用于软组织损伤，风湿性及类风湿关节炎：常规剂量一次 1g（4 丸），一日 1 次。

2．用于骨折或骨髓炎：一次 1～2g（4～8 丸），一日 1 次。

【禁忌】孕妇禁用。

【规格】每丸重 0.25g。

【贮藏】密封，防潮。

（七）外治法常用中成药品种

麝香海马追风膏

【处方】生马钱子、荆芥、当归、红花、怀牛膝、木瓜、防己、赤芍、防风、甘草、川芎、天麻、杜仲、没药、肉桂、乳香、海马、樟脑、人工麝香、冰片、水杨酸甲酯。

【功能与主治】驱风散寒，活血止痛。用于风寒麻木，腰腿疼痛，四肢不仁，积聚疝气。

【用法与用量】外用，贴患处。

【禁忌】孕妇禁用。

【注意事项】凡对橡胶膏过敏，皮肤糜烂及外伤化脓者不宜贴用。

【规格】（1）5cm×6.5cm，（2）7cm×10cm。

【贮藏】密封。

天和追风膏

【处方】生草乌、麻黄、细辛、羌活、乌药、白芷、高良姜、独活、威灵仙、生川乌、肉桂、红花、桃仁、苏木、赤芍、乳香、没药、当归、蜈蚣、蛇蜕、海风藤、牛膝、续断、香加皮、红大戟、麝香酮、龙血竭、肉桂油、冰片、薄荷脑、辣椒流浸膏、丁香罗勒油、月桂氮酮、樟脑、水杨酸甲酯。

【功能与主治】温经通络，祛风除湿，活血止痛。用于风湿痹痛，腰背酸痛，四肢麻木，经脉拘挛等症。

【用法与用量】外用，贴患处。

【禁忌】孕妇禁用。

【注意事项】皮肤过敏者慎用，皮肤破损处不宜贴用。运动员慎用。

【规格】7cm×10cm。

【贮藏】密封。

祖师麻膏

【处方】祖师麻。

【功能与主治】祛风除湿，活血止痛。用于风寒湿痹、瘀血痹阻经脉，症见肢体关节肿痛、畏寒肢冷，局部肿胀有硬结或瘀斑。

【用法与用量】温热软化后贴于患处。

【禁忌】忌贴于创伤处，孕妇慎用。

【注意事项】使用时掌握温热或烘烤温度，不可使药膏表面温度过高，以免烫伤皮肤。

【规格】每张净重（1）10g（大号），（2）7g（中号），（3）2.5g（小号）。

【贮藏】密闭，置阴凉干燥处（不超过20℃）。

关节止痛膏

【处方】辣椒流浸膏、颠茄流浸膏、薄荷油、水杨酸甲酯、樟脑、碘、碘化钾、盐酸苯海拉明。辅料为橡胶、氧化锌、松香、羊毛脂、凡士林。

【功能与主治】活血，消炎，镇痛。对局部血管有扩张作用，用于关节扭伤及寒湿引起的关节疼痛。

【用法与用量】外用。贴于患处关节疼痛处。

【禁忌】孕妇禁用，运动员慎用。

【注意事项】

1．本品含有刺激性药物，忌贴于创伤处，有皮肤病者慎用。

2．皮肤过敏者停用。

3．药品性状发生改变时禁止使用。

【规格】7cm×10cm。

【贮藏】密封，置阴凉干燥处。

罗浮山风湿膏

【处方】金钱白花蛇、七叶莲、过岗龙、宽筋藤、洋金花、骨碎补、威灵仙、山苍子、蓖麻根、白鲜皮、续断、粉萆薢、半枫荷、漆树根、羊角拗、麻黄、三七、两面针、防风、防己、槲寄生、土加皮、五加皮、丁公藤、茜草、六棱菊、生草乌、木瓜、毛麝香、生川乌、小罗伞、益母草、鸡骨草、徐长卿、红花、当归、油松节、独活、荆芥、羌活、牛膝、佛手、雪莲。

【功能与主治】祛风除湿，消肿止痛。用于局部关节肿痛。

【用法与用量】外用。贴于患处关节疼痛处。

【规格】每张净重5g。

【贮藏】密闭，置阴凉干燥处（不超过20℃）。

武力拔寒散

【处方】 白花菜子花椒（青椒去目）。

【功能与主治】 祛风散寒，活血通络。用于感受风寒，筋骨麻木，肩背酸痛，腰痛寒腿，饮食失调，胃寒作痛，肾寒精冷，子宫寒冷，行经腹痛，寒湿带下。

【用法与用量】 外用。取药粉适量，用鸡蛋清略加温开水调成糊状，分摊于蜡纸上，贴于穴位或患处。

【禁忌】 15岁以下儿童禁用。

【注意事项】

1．部分患者用后皮肤会产生黄色水泡。

2．忌食生冷。

3．肚脐及脚心部位不可贴用。

4．周身感受风寒者，先贴较重处。

5．每次贴2～3小时后揭去，如贴之痛甚者，可提前揭下。

【规格】 每袋装17g。

【贮藏】 密封。

麝香追风膏

【处方】 人工麝香、香加皮、延胡索、生川乌、生草乌、血竭、乳香、没药、薄荷脑、冰片、桉油、丁香罗勒油等28味。

【功能与主治】 祛风散寒，活血止痛。用于风湿痛，关节痛，筋骨痛，神经痛，腰背酸痛，四肢麻木，扭伤，挫伤。

【用法与用量】 外用，贴于患处。

【禁忌】 孕妇禁用。

【注意事项】

1．本品为外用药，禁止内服。

2．忌食生冷、油腻食物。

3．皮肤破溃处禁用。

4．经期及哺乳期妇女慎用，儿童、年老体弱者应在医师指导下使用。

5．本品不宜长期或大面积使用，用药后皮肤过敏者应停止使用，症状严重者应去医院就诊。

6．用药3天症状无缓解，或出现局部红肿、疼痛、活动受限等不适症状时应去医院就诊。

7．对本品过敏者禁用，过敏体质者慎用。

8．药品性状发生改变时禁止使用。

【规格】 17cm×10cm。

【贮藏】 密闭，置阴凉处。

通络骨质宁膏

【处方】 红土茯苓、红花、草乌、血竭、青风藤、海马、生扯拢、半夏、铁筷子、天南星、见血飞、鲜桑枝、鲜桃枝、鲜榆枝、鲜柳枝、鲜槐枝、红丹、麻油。

【功能与主治】 驱风除湿，活血化瘀。用于骨质增生，关节痹痛。

【用法与用量】 加温软化，贴于患处，每贴连续使用2～4天。

【禁忌】 孕妇禁用。

【注意事项】

1．若出现皮肤过敏或皮疹瘙痒者慎用或停用。

2．不宜长期连续使用。

【规格】 每张净重（1）3g，（2）6g。

【贮藏】 密闭，置阴凉处。

通络祛痛膏

【处方】 当归、川芎、红花、山柰、花椒、胡椒、丁香、肉桂、荜茇、干姜、大黄、樟脑、冰片、薄荷脑。

【功能与主治】 活血通络，散寒除湿，消肿止痛。用于腰部、膝部骨性关节炎属瘀血停滞、寒湿阻络证，症见关节刺痛或钝痛，关节僵硬，屈伸不利，畏寒肢冷。用于颈椎病（神经根型）瘀血阻滞、寒湿阻络证，症见颈项疼痛、肩臂疼痛、颈项活动不利、肢体麻木、畏寒肢冷、肢体困重等。

【用法与用量】 外贴患处。一次 1～2 贴，一日 1 次。用于腰部、膝部骨性关节病，15 天为一疗程；用于颈椎病（神经根型），一次 2 贴，贴 12 小时，每日换药 1 次，21 天为一疗程。

【禁忌】

1．皮肤破损处忌用。

2．孕妇禁用。

【注意事项】

1．对本品过敏者禁用，过敏体质者慎用。

2．每次贴敷不宜超过 12 小时，防止贴敷处发生过敏。

3．对橡胶膏剂过敏者慎用。

4．按照用法用量应用，小儿、年老体弱者应在医师指导下使用。

5．儿童必须在成人监护下使用。

【规格】 7cm×10cm。

【贮藏】 置阴凉干燥处（不超过20℃）。

【药理毒理】 本品有一定抗炎、镇痛作用。

· **抗炎作用** 本品腹部皮肤涂药，可抑制二甲苯所致小鼠耳肿，抑制蛋清和角叉菜胶所致的大鼠足肿胀。

· **镇痛作用** 本品腹部皮肤涂药，可减少醋酸所致小鼠扭体反应次数，提高热板法致痛小鼠的痛阈，提高热辐射致痛大鼠的痛值。

· **毒理** 分别以6.45g（生药）/kg、2.15g（生药）/kg剂量贴敷家兔完整和破损皮肤均无明显毒性反应；豚鼠完整皮肤和破损皮肤分别贴敷4.2g（生药）/kg、1.4g（生药）/kg，连续用药1个月未见明显毒性。一次和多次性皮肤刺激试验，对家兔完整和破损皮肤均无刺激性；豚鼠皮肤致敏实验阴性。

代温灸膏

【处方】 辣椒、肉桂、生姜、肉桂油。

【功能与主治】 温通经脉，散寒镇痛。用于风寒阻络所致的痹病，症见腰背、四肢关节冷痛；寒伤脾胃所致的脘腹冷痛、虚寒泄泻；慢性风湿性关节炎、慢性胃肠炎见上述证候者。

【用法与用量】 外用。根据病证，按穴位贴一张。

【禁忌】 皮肤破溃处禁用。

【注意事项】

1．忌生冷食物，避风寒。

2．儿童、孕妇、哺乳期妇女、年老体弱者应在医师指导下使用。

3．代温灸膏为对症用药，治疗慢性风湿性关节炎、慢性胃肠炎应去医院就诊。

4．贴敷部位如有明显灼烧感或瘙痒、局部红肿等情况，应停止用药并去医院就诊。

5．用药7天症状无缓解，应去医院就诊。

6．对本品过敏者禁用，过敏体质者慎用。

【规格】5cm×7cm。

【贮藏】密闭，置阴凉处。

附二

治疗关节痛的常用中成药简表

适宜证型	药物名称	功能	主治病证	用法用量	备注
风寒湿痹证	九味羌活丸（颗粒、口服液）	疏风解表，散寒除湿。	用于外感风寒夹湿所致的感冒，症见恶寒、发热、无汗、头重而痛、肢体疼痛；风寒湿邪所致痹痛，关节疼痛，腰膝沉痛；风湿关节痛见上述证候者。	丸剂：姜葱汤或温开水送服。规格（1）大蜜丸，一次3～4.5g，一日2次；规格（2）、（3）水丸，一次6～9g，一日2～3次；规格（4）小蜜丸，一次3～4.5g，一日2次。口服液：口服。一次20ml，一日2～3次。颗粒剂：姜汤或开水冲服。规格（1）一次5g，规格（2）一次15g，一日2～3次。	丸剂：药典，基药，医保口服液：药典颗粒剂：药典，基药，医保
	正清风痛宁胶囊（片、缓释片）	祛风除湿，活血通络，消肿止痛。	用于风寒湿痹。症见肌肉酸痛，关节肿胀、疼痛，屈伸不利，麻木僵硬等，及风湿性与类风湿关节炎具有上述证候者。	胶囊：口服。一次1粒，温开水送服，一日2次。饭前服或遵医嘱。片剂：口服。一次1～4片，一日3次，2个月为一疗程。缓释片：口服。一次1～2片，温开水分次送服，一日2次。	均为医保

续表

适宜证型	药物名称	功能	主治病证	用法用量	备注
风寒湿痹证	追风透骨丸（胶囊、片）	祛风除湿，通经活络，散寒止痛。	用于风寒湿痹，肢节疼痛，肢体麻木。	丸剂：口服。一次 6g，一日 2 次。胶囊：口服。一次 4 粒，一日 2 次。片剂：口服。一次 4 片，一日 2 次。	丸剂：医保，基药 胶囊：医保 片剂：医保，基药
	活络丸	祛风，舒筋，活络，除湿。	用于风寒湿痹引起的肢体疼痛，手足麻木，筋脉拘挛，中风瘫痪，口眼歪斜，半身不遂，言语不清。	口服。一次 1 丸，一日 2 次，用温黄酒或开水送服。	医保
	小活络丸	祛风散寒，化痰除湿，活血止痛。	用于风寒湿邪闭阻、痰瘀阻络所致的痹病，症见肢体关节疼痛，或冷痛，或刺痛，或疼痛夜甚、关节屈伸不利、麻木拘挛。	黄酒或温开水送服。规格（1）大蜜丸，一次 1 丸，一日 2 次。规格（2）浓缩丸，一次 6 丸，一日 1～2 次，或遵医嘱。	医保，基药
	散风活络丸	舒筋活络，祛风除湿。	用于风寒湿痹引起的中风瘫痪，口眼歪斜，半身不遂，腰腿疼痛，手足麻木，筋脉拘挛，行步艰难。	用温黄酒或温开水送服。一次 15 丸，一日 1～2 次。	医保
	疏风活络丸	疏风活络，散寒祛湿。	用于风寒湿痹，四肢麻木，关节、腰背酸痛。	口服。一次半粒，一日 2 次，或于睡前服 1 粒。	医保
	祛风止痛丸	祛风止痛，散寒除湿，强壮筋骨。	用于风寒湿痹，关节疼痛，四肢麻木，腰膝酸软。	口服。一次 2.2g，一日 2 次。	医保

适宜证型	药物名称	功能	主治病证	用法用量	备注
风寒湿痹证	祖师麻片	祛风除湿，活血止痛。	用于风湿痹症，关节炎，类风湿关节炎。	口服。一次3片，一日3次，温黄酒或温开水送服。	医保
	风湿骨痛颗粒（胶囊、片）	温经散寒，通络止痛。	用于寒湿闭阻经络所致的痹病，症见腰脊疼痛、四肢关节冷痛；风湿性关节炎见上述证候者。	胶囊：口服。一次2～4粒，一日2次。颗粒剂：开水冲服。一次1～2袋，一日2次。片剂：一次4～6片，一日2次。	均为医保
	附桂骨痛颗粒	温阳散寒，益气活血，消肿止痛。	用于颈椎病、腰椎病、膝关节增生性关节炎、坐骨神经痛、腰椎间盘突出后遗症，风湿、类风湿关节炎等。症见：局部骨节疼痛，屈伸不利，麻木或肿胀，遇热则减，畏寒肢冷等。	口服。一次5g，一日3次，饭后服，疗程3个月。	医保
	寒湿痹颗粒（片）	祛寒除湿，温通经络。	用于肢体关节疼痛，疲困或肿胀，局部畏寒，风湿性关节炎。	颗粒剂：开水冲服。一次3g（无糖型）或5g（减糖型），一日3次。片剂：口服。一次4片，一日3次。	颗粒剂：医保片剂：医保
	万通筋骨片	祛风散寒，通络止痛。	用于痹症，腰腿痛，肌肉关节疼痛，屈伸不利，以及风湿性关节炎、类风湿关节炎见以证候者。	口服。一次2片，一日2～3次；或遵医嘱。	医保
	虎力散（胶囊、片）	驱风除湿，舒筋活络，行瘀，消肿定痛。	用于风湿麻木，筋骨疼痛，跌打损伤，创伤流血。	散剂：口服，一次0.3g，一日1～2次，开水或温酒送服。外用，撒于伤口处。胶囊：口服，一次0.3g，一日1～2次，开水或温酒送服。外用，将内容物撒于伤口处。片剂：口服。一次1片，一日2次。	散剂：医保

续表

适宜证型	药物名称	功能	主治病证	用法用量	备注
风寒湿痹证	木瓜丸	祛风散寒，除湿通络。	用于风寒湿闭阻所致的痹病，症见关节疼痛、肿胀、屈伸不利，局部畏恶风寒，肢体麻木、腰膝酸软。	口服。一次30丸，一日2次。	医保
	关节克痹丸	祛风散寒，活络止痛。	用于关节炎，四肢酸痛，伸展不利。	口服。一次8丸，一日2次。	医保
	黑骨藤追风活络胶囊	祛风除湿，通络止痛。	用于风寒湿痹，肩臂腰腿疼痛。对风湿疼痛有较明显的疗效，对因增生性关节炎、类风湿关节炎疼痛、肿胀而致的功能障碍有明显的改善。	口服。一次3粒，一日3次；2周为一疗程。	医保
	金骨莲胶囊（片）	祛风除湿，消肿止痛。	用于风湿痹阻所致的关节肿痛、曲伸不利等。	胶囊：口服。一次2粒，一日3次。片剂：口服。一次2片，一日3次；或遵医嘱	医保
	风湿二十五味丸	散瘀。	用于游痛症，关节炎，类风湿。	口服。一次11~15粒，一日1~2次	医保
热痹	二妙丸	燥湿清热。	用于湿热下注，足膝红肿热痛，下肢丹毒，白带，阴囊湿痒。	口服。一次6~9g，一日2次。	医保
	四妙丸	清热利湿。	用于湿热下注，足膝红肿，筋骨疼痛。	口服。一次6g，一日2次。	医保
	豨桐胶囊	祛风湿，止痛。	用于四肢麻痹、骨节疼痛、风湿性关节炎。	口服。一次2~3粒，一日3次。	医保

适宜证型	药物名称	功能	主治病证	用法用量	备注
热痹	湿热痹颗粒（片）	祛风除湿，清热消肿，通络定痛。	用于湿热阻络所致的痹病，症见肌肉或关节红肿热痛，有沉重感，步履艰难，发热，口渴不欲饮，小便色黄。	颗粒剂：开水冲服。一次1袋，一日3次。片剂：口服。一次6片，一日3次。	医保
	珍宝丸	清热，安神，舒筋活络。	用于风湿、类风湿等疾病，以及半身不遂，肌筋萎缩，神经麻痹，肾损脉伤，瘟疫热病，久治不愈等症。	口服。一次13～15粒，一日1～2次。	医保
	复方伸筋胶囊	清热除湿，活血通络。	用于湿热瘀阻所致关节疼痛，屈伸不利。	口服。一次4粒，一日3次。	医保
顽痹	复方夏天无片	驱风逐湿，舒筋活络，行血止痛。	用于风湿性关节肿痛，坐骨神经痛，脑血栓形成的肢体麻木，屈伸不灵，步履艰难及小儿麻痹后遗症等。	口服。一次2片，一日3次，小儿酌减。	医保
	肿痛安胶囊	祛风化痰，行瘀散结，消肿定痛。	用于风痰瘀阻引起的牙痛、咽喉肿痛、口腔溃疡，及风痰瘀血阻络引起的痹病，症见关节肿胀疼痛、筋脉拘挛、屈伸不利；用于破伤风的辅助治疗。	口服，一次2粒，一日3次，小儿酌减。外用，用盐水清洁创面，将胶囊内的药粉撒于患处，或用香油调敷。	医保
	通络开痹片	祛风通络，活血散结。	用于寒热错杂、瘀血阻络所致的关节疼痛、肿胀；类风湿关节炎具上述证候者。	晚饭后服。一次3片，一日1次，60天为一疗程。	医保

适宜证型	药物名称	功能	主治病证	用法用量	备注
顽痹	独一味丸（颗粒、胶囊、片）	活血止痛，化瘀止血。	用于多种外科手术后的刀口疼痛、出血，外伤骨折，筋骨扭伤，风湿痹痛以及崩漏，痛经，牙龈肿痛、出血等。	丸剂：口服。一次3粒，一日3次，7天为一疗程。颗粒剂：口服。一次1袋，一日3次。胶囊：口服。一次3粒，一日3次。片剂：口服。一次3片，一日3次；或必要时服。	丸剂：医保颗粒剂：医保胶囊：医保片剂：医保
	骨龙胶囊	散寒镇痛，活血祛风，强筋壮骨。	用于慢性风湿及类风湿关节炎。	口服。一次4~6粒，一日3次，1个月为一疗程。	医保
	风湿祛痛胶囊	燥湿祛痛，活血化瘀，通络止痛，扶正祛邪。	用于痹病寒热错杂证，症见肌肉关节疼痛、肿胀、关节活动受限、晨僵、局部发热，风湿性关节炎、类风湿关节炎见上述证候者。	口服。一次5粒，一日3次，餐后30分钟口服，风湿性关节炎4周为一疗程。	医保
	复方雪莲胶囊	温经散寒，祛风逐湿，化瘀消肿，舒筋活络。	用于风寒湿邪痹阻经络所致风湿性关节炎，类风湿关节炎，强直性脊柱炎和各类退行性骨关节病。	口服。一次2粒，一日2次。	医保
	风湿马钱片	祛风，除湿，活血祛瘀，通络止痛。	用于风湿闭阻、瘀血阻络所致的痹病，症见关节疼痛、刺痛或疼痛较甚；风湿性关节炎、类风湿关节炎、坐骨神经痛见上述证候者。	口服。常用量，一次3~4片；极量，一次5片，一日1次。	医保

适宜证型	药物名称	功能	主治病证	用法用量	备注
顽痹	复方风湿宁片	祛风除湿，活血散瘀，舒筋止痛。	用于风湿痹痛。	口服。一次5片，一日3～4次。	医保
	金骨莲胶囊（片）	见59页	同前	同前	同前
	疏风定痛丸	祛风散寒，活血止痛。	用于风寒湿痹，筋脉不舒，四肢麻木，腰腿疼痛，跌打损伤，瘀血作痛。	口服。一次6g（30丸），一日2次。	医保
	盘龙七片	活血化瘀，祛风除湿，消肿止痛。	用于风湿性关节炎，腰肌劳损，骨折及软组织损伤。	口服。一次3～4片，一日3次。	医保
	瘀血痹颗粒（胶囊）	活血化瘀，通络定痛。	用于瘀血阻络的痹证，症见肌肉关节疼痛剧烈，多呈刺痛感，部位固定不移，痛处拒按，可有硬节或瘀斑。	颗粒剂：开水冲服。一次10g，一日3次。胶囊：口服。一次4粒，一日3次。	医保
	扎冲十三味丸	祛风通窍，舒筋活血，镇静安神，除湿。	用于中风后遗症，中风预防（中风先兆），癫痫，颈椎病，风湿性、类风湿疾病及骨关节疾病等。	晚间临睡前温开水冲服。一次5～9粒，一日1次；小儿酌减或遵医嘱。	医保

续表

适宜证型	药物名称	功能	主治病证	用法用量	备注
顽痹	红花如意丸	祛风镇痛，调经血，祛斑。	用于妇女血证，风证，阴道炎，宫颈糜烂，心烦血虚，月经不调，痛经，下肢关节疼痛，筋骨肿胀，晨僵，麻木，小腹冷痛及寒湿性痹症。	口服。一次1～2g，一日2次。	医保
气血虚痹	大活络丸（胶囊）	祛风止痛，除湿豁痰，舒筋活络。	用于中风痰厥引起的瘫痪，足痿痹痛，筋脉拘急，腰腿疼痛及跌打损伤，行走不便，胸痹等症。	丸剂：温黄酒或温开水送服。一次1丸，一日1～2次。胶囊：口服。一次6粒，一日2次；儿童酌情减半服用。	医保
	痹祺胶囊	益气养血，活血通络，祛风止痛。	用于腰肌劳损，症见有肌肉关节酸痛无力，关节肿大变形或肌萎缩，气短，困倦，舌苔少，脉沉细无力。	口服。一次4粒，一日2～3次。	医保
	天麻壮骨丸	祛风除湿，活血通络，补肝肾，强腰膝。	用于风湿阻络，偏正头痛，头晕，风湿痹痛，腰膝酸软，四肢麻木。	口服。一次4丸，一日3次。	医保
	通痹胶囊	调补气血，祛风胜湿，活血通络，消肿止痛。	用于寒湿阻络、肝肾两虚型痹症；风湿性关节炎，类风湿关节炎。	饭后服。一次1粒，一日2～3次；或遵医嘱。	医保

适宜证型	药物名称	功能	主治病证	用法用量	备注
气血虚痹	风湿液	补养肝肾，养血通络，祛风除湿。	用于肝肾血亏、风寒湿痹引起的骨节疼痛，四肢麻木，以及风湿性、类风湿疾病见上述证候者。	口服。一次10～15ml，一日2～3次。	医保，基药
阳虚痹	尪痹颗粒（胶囊、片）	补肝肾，强筋骨，祛风湿，通经络。	用于久痹体虚，关节疼痛，局部肿大，僵硬畸形，屈伸不利及类风湿关节炎见有上述证候者。	颗粒剂：开水冲服。规格（1）、（2）一次6g，一日3次。胶囊：口服。一次5粒，一日3次。片剂：口服。规格（1）一次7～8片，规格（2）一次4片，一日3次。	医保
	独活寄生丸（合剂、颗粒）	养血舒筋，祛风除湿。	用于风寒湿痹，腰膝冷痛，屈伸不利。	丸剂：口服。成人一次1丸，一日2次，7岁以上儿童服成人的1/2量。合剂：口服。一次15～20ml次，一日3次。用时摇匀。颗粒剂：温开水冲服。一次1袋，一日3次。	医保
	益肾蠲痹丸	温补肾阳，益肾壮督，搜风剔邪，蠲痹通络。	用于症见发热，关节疼痛、肿大、红肿热痛、屈伸不利，肌肉疼痛、瘦削或僵硬，畸形的顽痹（类风湿关节炎）。	口服。一次8g，疼痛剧烈可加至12g，一日3次，饭后温开水送服。	医保
	强力天麻杜仲丸	祛风活血，舒筋止痛。	用于中风引起的筋脉挛痛，四肢麻木，行走不便，腰腿酸痛，顽固性头痛。	口服。一次3～5丸，一日2～3次。	医保

适宜证型	药物名称	功能	主治病证	用法用量	备注
阴虚痹	养血荣筋丸	养血荣筋，祛风通络。	用于跌打损伤日久引起的筋骨疼痛，肢体麻木，肌肉萎缩，关节不利，肿胀等陈旧性疾患。	口服。一次60～120粒（6～12g），一日2次。	医保
	八味秦皮丸	接骨，消炎，止痛。	用于骨折、软组织损伤、骨髓炎，风湿性及类风湿关节炎。	1. 用于软组织损伤，风湿性及类风湿关节炎：常规剂量一次1g（4丸），一日1次。 2. 用于骨折或骨髓炎：一次1～2g（4～8丸），一日1次。	医保
外治法	麝香海马追风膏	驱风散寒，活血止痛。	用于风寒麻木，腰腿疼痛，四肢不仁，积聚疝气。	外用，贴患处。	医保
	天和追风膏	温经通络，祛风除湿，活血止痛。	用于风湿痹痛，腰背酸痛，四肢麻木，经脉拘挛等症。	外用，贴患处。	医保
	祖师麻膏	祛风除湿，活血止痛。	用于风寒湿痹、瘀血痹阻经脉，症见肢体关节肿痛、畏寒肢冷，局部肿胀有硬结或瘀斑。	温热软化后贴于患处。	医保
	关节止痛膏	活血，消炎，镇痛。	对局部血管有扩张作用，用于关节扭伤及寒湿引起的关节疼痛。	外用。贴于患处关节疼痛处。	医保
	罗浮山风湿膏	祛风除湿，消肿止痛。	用于局部关节肿痛。	外用。贴于患处关节疼痛处。	医保

适宜证型	药物名称	功能	主治病证	用法用量	备注
外治法	武力拔寒散	祛风散寒，活血通络。	用于感受风寒，筋骨麻木，肩背酸痛，腰痛寒腿，饮食失调，胃寒作痛，肾寒精冷，子宫寒冷，行经腹痛，寒湿带下。	外用。取药粉适量，用鸡蛋清略加温开水调成糊状，分摊于蜡纸上，贴于穴位或患处。	医保
	麝香追风膏	祛风散寒，活血止痛。	用于风湿痛，关节痛，筋骨痛，神经痛，腰背酸痛，四肢麻木，扭伤，挫伤。	外用，贴于患处。	医保
	通络骨质宁膏	驱风除湿，活血化瘀。	用于骨质增生，关节痹痛。	加温软化，贴于患处，每贴连续使用 2～4 天。	医保
	通络祛痛膏	活血通络，散寒除湿，消肿止痛。	用于腰部、膝部骨性关节炎属瘀血停滞、寒湿阻络证，症见关节刺痛或钝痛，关节僵硬，屈伸不利，畏寒肢冷。用于颈椎病（神经根型）瘀血阻滞、寒湿阻络证，症见颈项疼痛、肩臂疼痛、颈项活动不利、肢体麻木、畏寒肢冷、肢体困重等。	外贴患处。一次 1～2 贴，一日 1 次。用于腰部、膝部骨性关节病，15 天为一疗程；用于颈椎病（神经根型），一次 2 贴，贴 12 小时，每日换药 1 次，21 天为一疗程。	基药，医保
	代温灸膏	温通经脉，散寒镇痛。	用于风寒阻络所致的痹病，症见腰背、四肢关节冷痛；寒伤脾胃所致的脘腹冷痛、虚寒泄泻；慢性风湿性关节炎、慢性胃肠炎见上述证候者。	外用。根据病证，按穴位贴一张。	医保

类风湿关节炎

　　类风湿关节炎（Rheumatoid Arthritis，RA）是一种以对称性多关节炎为主要临床表现的自身免疫性疾病，以关节滑膜慢性炎症、关节的进行性破坏为特征。同时可造成心、肺、肾等多脏器损伤。类风湿关节炎在各民族、各年龄中皆可发病，我国的患病率为0.3％，发病区域多在温带、寒带和亚热带。北方地区为本病的高发区，患病率为0.34％。

　　类风湿关节炎的主要关节表现为晨僵、关节肿胀、疼痛，晚期表现为关节畸形，病情活动期常伴有低热，乏力，全身不适，体重下降等全身症状，类风湿结节是RA活动的标志，并可有血管炎以及肺、肾、神经系统等多系统损害症状。实验室检查：血沉（ESR）增快、类风湿因子（RF）滴度升高，抗核周因子（APF）、抗角蛋白抗体（AKA）、抗环胍氨酸抗体（抗ccp抗体）阳性。X线检查：早期为关节周围软组织肿胀，关节附近轻度骨质疏松，继之出现关节间隙狭窄，关节破坏，关节畸形。

　　现代医学临床常根据病情酌情采用非甾体类抗炎药（NSAIDs）和缓解疾病的抗风湿性药物（DMARDs）为主，在NSAIDs迅速缓解关节疼痛和炎症的同时，尽早使用DMARDs；并提倡联合用药，以减少或延缓骨破坏。

　　RA在中医古籍文献中常被描述为"痹证"、"历节"、"风湿"、

"鹤膝风"等，焦树德教授等确立了"尪痹"的诊断名称，现代中医多以该病名诊断。

一、中医病因病机分析及常见证型

中医学认为正气虚弱是本病发病的内在因素，凡禀赋不足、劳逸失度、情志饮食所伤等都极易招致外邪侵袭；感受风寒湿热之邪，是本病发病的外在因素，邪气痹阻经络，气血不通，痰浊瘀血内阻，流注关节而发病；疾病日久不愈，邪气内陷脏腑，可导致肝肾不足、气血亏损等正虚邪恋之候。

由于感受外邪的不同，类风湿关节炎常见证型有风湿、寒湿、湿热的之分，又因体质因素的差异，又有气血两虚、肝肾两虚、痰瘀阻络的不同。

二、辨证选择中成药

1. 风湿痹阻证

【临床表现】肢体关节疼痛、重着，或有肿胀，痛处游走不定，关节屈伸不利。舌质淡红，苔白腻，脉濡或滑。

【辨证要点】肢体关节疼痛，肿胀，痛处游走不定，关节屈伸不利。舌质淡红，苔白腻，脉濡或滑。

【病机简析】由于素体虚弱，或饮食起居失宜，或冒风淋雨涉水，或汗出当风，风湿之邪侵入人体，闭阻经络、关节而致关节疼痛，屈伸不利。风者善行而数变，则痛处游走不定。湿性重着、黏滞，故湿邪侵袭则肿胀、重着。

【治法】祛风除湿，通络止痛。

【辨证选药】可选用复方夏天无片、木瓜丸、天麻丸（胶囊、片）、追风透骨丸（胶囊、片）、小活络丸、风湿马钱片、虎力散（胶囊、片）、复方风湿宁胶囊（片）、豨桐胶囊、骨龙胶囊、罗浮山风湿膏药、壮骨麝香止痛膏。

此类中成药的组方多以羌活、独活、防风等祛风胜湿药为主，配以祛风湿、通经络的药物，如制草乌、制川乌、青风藤等，更好地发挥祛风除湿、通络止痛的作用。

2. 寒湿痹阻证

【临床表现】肢体关节冷痛，局部肿胀，屈伸不利，关节拘急，局部畏寒，得寒痛剧，得热痛减，皮色不红。舌胖，舌质淡暗，苔白腻或白滑，脉弦缓或沉紧。

【辨证要点】肢体关节冷痛，得寒痛剧，得热痛减，皮色不红。舌胖，舌质淡暗，苔白腻或白滑，脉弦缓或沉紧。

【病机简析】寒为阴邪，其性凝滞，主收引。血气受寒，则凝而留聚，经脉不通，故见肢体关节冷痛，屈伸不利。寒湿风盛，留于关节，故关节肿胀。遇寒或天气转冷，则凝滞加重，故遇寒痛剧；遇热则寒凝渐散，气血得以运行，故得热痛减。

【治法】散寒除湿，通络止痛。

【辨证选药】可选用寒湿痹颗粒（片）、通痹胶囊（片）、骨痛灵酊、追风透骨丸（胶囊、片）、疏风定痛丸、风湿骨痛胶囊（颗粒、片）、复方雪莲胶囊、小活络丸、正清风痛宁胶囊（片、缓释片）、通络祛痛膏、狗皮膏、狗皮膏（改进型）、复方南星止痛膏、代温灸膏、麝香追风膏。

此类中成药的组方多以附子（制）、制川乌、草乌、麻黄、桂枝、细辛等温通经络、散寒除湿的药物为主，痹久不愈的适当配合生黄芪、白术、当归等调补气血之品，更好地发挥散寒除湿，通络止痛之功效。

3. 湿热痹阻证

【临床表现】关节肿痛，触之灼热或有热感，口渴不欲饮，烦闷不安，或有发热。舌质红，苔黄腻，脉濡数或滑数。

【辨证要点】关节肿痛，触之灼热或有热感，口渴不欲饮，烦闷不安，或有发热。舌质红，苔黄腻，脉濡数或滑数。

【病机简析】素体阳气偏盛，内有蕴热，感受风寒湿热之邪，或有风寒湿痹，经久不愈，蕴化为热所致。湿热交阻于经络、关节、肌肉等处，故见关节肌肉呈局部肿痛、灼热之象，热为阳邪，阳盛则热，故见发热、烦闷不安。湿为阴邪，重着黏腻，湿胜则肿，湿热交阻于内，故虽口渴而不欲饮。

【治法】清热利湿，通络止痛。

【辨证选药】可选用雷公藤多苷片、湿热痹颗粒（片）、二妙丸、四妙丸、复方伸筋胶囊。

此类中成药的组方多以苍术、黄柏、生苡仁等清热利湿药，并配以青风藤、忍冬藤、地龙等通络止痛药，共奏清热利湿，通络止痛之功效。

4. 痰瘀痹阻证

【临床表现】关节肿痛日久不消，晨僵，屈伸不利，关节周围或皮下结节。舌暗紫，苔白厚或厚腻，脉沉细涩或沉滑。

【辨证要点】关节肿痛，晨僵，关节周围或皮下结节。舌暗紫，苔白厚或厚腻，脉沉细涩或沉滑。

【病机简析】津液不行，水湿内停，则聚而生痰，痰湿内阻，血流不畅，滞而为瘀。痰瘀互结，留阻于经络、关节、肌肉，瘀阻脉络，故肌肉关节肿大疼痛；痰瘀流于肌肤，则见皮肤硬结。

邪气深入，痹阻筋骨，而致关节僵硬变形，难以屈伸；痰瘀阻滞，经脉肌肤失于气血荣养，故肢体屈伸不利。

【治法】 活血化瘀，化痰通络。

【辨证选药】 可选用瘀血痹颗粒（胶囊）、盘龙七片、祖师麻片、大活络丸（胶囊）、小活络丸、祖师麻膏、雪山金罗汉止痛涂膜剂。

此类中成药的组方多以炙乳香、炙没药、地龙、制南星、白芥子、当归、川芎等活血化瘀、祛痰通络的药物为主，适当配以祛风除湿药物，如羌活、防风等。

5. 气血两虚证

【临床表现】 关节肌肉酸痛无力，活动后加剧，或肢体麻木，筋惕肉瞤，肌肉萎缩，关节变形；少气乏力，自汗，心悸，头晕目眩，面黄少华。舌淡苔薄白，脉细弱。

【辨证要点】 关节肌肉酸痛无力，活动后加剧，伴少气乏力，头晕目眩。

【病机简析】 风湿病久治不愈，迁延日久，易致气血两虚之证；或是素体气血两虚而感受风寒湿邪。气血两虚则肌肤筋骨关节失于濡养，病邪留恋，闭阻经脉，故关节酸痛、麻木、筋惕肉瞤；气血亏损愈盛，邪气稽留愈深，以致肌肉萎缩、关节变形；气虚则心悸、气短、汗出；气虚失运，生化乏源，气血更亏，则见头晕目眩，面黄少华。

【治法】 益气养血，通络止痛。

【辨证选药】 可选用痹祺胶囊。

此类中成药的组方多以党参、白术、茯苓补气，配以丹参、川芎等养血活血，地龙等通络止痛，以达到益气养血，通络止痛的目的。

6. 肝肾不足证

【临床表现】关节肌肉疼痛，肿大或僵硬变形，屈伸不利，腰膝酸软无力，关节发凉，畏寒喜暖。舌红，苔薄白，脉沉弱。

【辨证要点】关节疼痛，肿大或僵硬变形，腰膝酸软无力。舌红，苔薄白，脉沉弱。

【病机简析】素体肝肾不足，复感风寒湿热之邪，或痹证日久不愈，内舍肝肾，导致肝肾亏虚，筋骨关节脉络失养，气血不行，关节肌肉疼痛，肿大或僵硬变形。腰为肾之府，膝为筋之府，肝肾亏虚，则腰膝酸软无力，下肢筋脉挛短，屈伸不利。

【治法】补益肝肾，通络止痛。

【辨证选药】可选用尪痹颗粒（胶囊、片）、独活寄生丸（颗粒、合剂）、益肾蠲痹丸、风湿液。

此类中成药的组方多以牛膝、杜仲、桑寄生、淫羊藿、续断等补益肝肾，强壮筋骨，羌活、独活、秦艽、防风、威灵仙等祛风散湿，通经活络，共奏补益肝肾、通络止痛之功效。

三、用药注意

临床选药必须以辨证论治的思想为指导，针对不同证型，选择与其相对证的药物，才能收到较为满意的疗效。另外，如果有严重的合并症时，用药务必咨询医师。如正在服用其他药品，应当告知医师或药师。还需避风寒，慎起居，节饮食，适劳逸。药品贮藏宜得当，存于阴凉干燥处，药品性状发生改变时禁止服用。药品必须妥善保管，放在儿童不能接触的地方，以防发生意外。儿童若需用药，务请咨询医师，并必须在成人的监护下使用。对于具体药品的饮食禁忌、配伍禁忌、妊娠禁忌、证候禁忌、病证禁忌、特殊体质禁忌、特殊人群禁忌等，各药品内容中均有详细介绍，用药前务必仔细阅读。

附一

常用治疗类风湿关节炎的中成药药品介绍

（一）风湿痹阻证常用中成药品种

复方夏天无片

【处方】夏天无、夏天无总碱、制草乌、豨莶草、安痛藤、鸡血藤、鸡矢藤、威灵仙、木通、五加皮、羌活、独活、秦艽、蕲蛇、麻黄、防风、全蝎、僵蚕、马钱子（制）、苍术、乳香（制）、没药（制）、木香、川芎、丹参、当归、三七、骨碎补、赤芍、山楂叶、麝香、冰片、牛膝。

【功能与主治】驱风逐湿，舒筋活络，行血止痛。用于风湿性关节肿痛，坐骨神经痛，脑血栓形成肢体麻木，屈伸不灵，止履艰难及小儿麻痹后遗症等。

【用法与用量】口服。一次2片，一日3次。

【禁忌】孕妇禁用。

【注意事项】

1．过敏体质者慎用。

2．慢性肝炎、肝硬化以及肝癌患者应该慎用，即便使用不可久服，以免加重肝脏病变。

3．患高血压、心脏病、肾脏病等严重者慎用，应在医师指导下服用。

4．本品久服易耗气伤阴，不宜久服。

5．服用本品期间，如平素月经正常，突然出现月经过多或过少，或经期错后，或阴道不规则出血，应去医院就诊。

【规格】每素片重 0.3g，每瓶装 36 片。

【贮藏】密封。

木瓜丸

【处方】牛膝、制川乌、制草乌、白芷、海风藤、威灵仙、木瓜、狗脊（制）、当归、川芎、鸡血藤、人参。

【功能与主治】祛风散寒，除湿通络。用于风寒湿闭阻所致的痹病，症见关节疼痛、肿胀、屈伸不利、局部畏恶风寒、肢体麻木、腰膝酸软。

【用法与用量】口服。规格（1）大蜜丸，一次 1 丸；规格（2）浓缩水丸，一次 30 丸，一日 2 次。

【禁忌】孕妇禁用。

【注意事项】

1．过敏体质者慎用。

2．本品含川乌、草乌有毒，不可过服、久服，出现中毒症状时，应立即停药并采取相应急救措施。

【规格】（1）每丸重 9g，（2）每 10 丸重 1.8g。

【贮藏】密封。

【药理毒理】木瓜丸对大鼠佐剂性关节炎的原发病变和继发病变有显著的预防和治疗作用[1]。

【参考文献】

[1] 郦飞虹，张国斌，邓成志，等．木瓜丸对大鼠佐剂性关节炎的防治作用 [J]. 中国临床药理学与治疗学，2006，11（5）：590.

天麻丸（胶囊、片）

【处方】 天麻、羌活、独活、粉萆薢、杜仲（盐炒）、牛膝、附子（制）、地黄、玄参、当归。

【功能与主治】 祛风除湿，舒筋通络，活血止痛。用于肢体拘挛，手足麻木，腰腿酸痛。

【用法与用量】

丸剂：口服。水蜜丸一次 6g，大蜜丸一次 1 丸，一日 2 ～ 3 次。

胶囊：口服。一次 6 粒，一日 2 ～ 3 次。

片剂：口服。一次 6 片，一日 2 ～ 3 次。

【禁忌】 儿童、孕妇禁用。

【注意事项】

1．忌寒凉及油腻食物。

2．本品宜饭后服用。

3．不宜在服药期间同时服用其它泻火及滋补性中药。

4．热痹者不适用，主要表现为关节肿痛如灼、痛处发热，疼痛窜痛无定处，口干唇燥。

5．有高血压、心脏病、肝病、糖尿病、肾病等慢性病严重者应在医师指导下服用。

6．服药 7 天症状无缓解，应去医院就诊。

7．哺乳期妇女、年老体弱者应在医师指导下服用。

8．对本品过敏者禁用，过敏体质者慎用。

【规格】

丸剂：水蜜丸，每20丸重1g；大蜜丸，每丸重9g。

胶囊：每粒装0.25g。

片剂：每片重0.25g。

【贮藏】 密封。

【药理毒理】 天麻丸能增加脑血流量。

对结扎一侧颈动脉所致动物脑供血不足模型，天麻丸能显著提高脑血流量，作用强度与红花注射液相似[1]。

【参考文献】

[1] 吴绍长，金晨宇．天麻丸对脑供血不足模型脑血流量影响的实验研究[J]．中华中西医杂志，2001，2（3）：235．

追风透骨丸（胶囊、片）

【处方】 制川乌、白芷、制草乌、香附（制）、甘草、白术（炒）、没药（制）、麻黄、川芎、乳香（制）、秦艽、地龙、当归、茯苓、赤小豆、羌活、天麻、赤芍、细辛、防风、天南星（制）、桂枝、甘松。

【功能与主治】 祛风除湿，通经活络，散寒止痛。用于风寒湿痹，肢节疼痛，肢体麻木。

【用法与用量】

丸剂：口服。一次6g，一日2次。

胶囊：口服。一次4粒，一日2次。

片剂：口服。一次4片，一日2次。

【禁忌】 孕妇禁用。

【注意事项】

1．本品散寒燥湿，故湿热痹阻、脾胃湿热者忌用。

2．本品含川乌、草乌有毒，应在医师指导下使用，不可过量服用。

3．本品含有朱砂，肾脏病患者慎用。

4．本品含乳香、没药，脾胃虚寒者禁忌。

5．本品含有麻黄，高血压、冠心病患者慎用。

【规格】

丸剂：水蜜丸，每10丸重1g。

胶囊：每粒装0.32g。

片剂：每片重0.29g。

【贮藏】 密封，置阴凉处（不超过20℃）。

小活络丸

【处方】 制川乌、制草乌、胆南星、乳香（制）、没药（制）、地龙。

【功能与主治】 祛风散寒，化痰除湿，活血止痛。用于风寒湿邪闭阻、痰瘀阻络所致的痹病，症见肢体关节疼痛，或冷痛，或刺痛，或疼痛夜甚、关节屈伸不利、麻木拘挛。

【用法与用量】 黄酒或温开水送服。规格（1）大蜜丸，一次1丸，一日2次；规格（2）浓缩丸，一次6丸，一日1～2次；或遵医嘱。

【禁忌】 孕妇禁用。

【注意事项】

1．过敏体质者慎用。

2．本品性味辛温，为风湿痰瘀阻络所致痹病、中风偏瘫所设，若属湿热瘀阻或阴虚有热者慎用。

3．本品含乳香、没药，脾胃虚弱者慎用。

4．儿童、年老体弱者应在医师指导下服用；儿童必须在成人监护下使用。

5．本品含川乌、草乌，有毒，应在医师指导下使用，不可过量服用。

6．有高血压、心脏病、肝病、肾病等慢性病严重者应在医师指导下服用。

7．服药期间饮食忌生冷之物。

【规格】（1）每丸重 3g，（2）每 6 丸相当于原生药 2.3g。

【贮藏】密封。

【药理毒理】本品有镇痛、抗炎和免疫抑制作用。

·**镇痛作用**　本品 2.675、5.350g/kg 灌服对醋酸所致小鼠扭体反应有抑制作用[1]。

·**抗炎作用**　本品对琼脂肉芽组织增殖性炎症有抑制作用，未见对二甲苯、巴豆油和角叉菜胶所致急性炎症有抑制作用，但能减少渗出液中前列腺素的含量[2]。

·**对免疫功能的影响**　本品能抑制 2,4-二硝基氟苯所致小鼠迟发型超敏反应，抑制单核-巨噬细胞系统对碳粒的吞噬功能和红细胞免疫黏附功能；抑制鸡红细胞诱导的小鼠溶血素抗体的生成，降低 MDA 含量。降低再次免疫应答中高值的 IgG 和循环免疫复合物含量，提高低下的 C3 水平[2]。

·**镇静作用**　本品 1.875、3.75g/kg 灌服，可显著减少小鼠自发活动[1]。

·**毒理** 小活络丸方煎液小鼠腹腔注射的 LD50 为 3169.55mg/kg [3]。

【参考文献】

[1] 刘希智，赵志玲，马桂华，等 . 小活络丸的药理研究 . 中医药学报，1995，（6）：13.

[2] 潘竞锵，肖柳英，张丹，等 . 小活络丸抑制免疫、抗氧化、抗炎及镇痛作用 . 中国药理通讯，2003，20（1）：49.

[3] 刘延福，周毅生，吴明轩，等 . 小活络丸药物动力学的研究 . 中成药，1991，13（6）：3.

风湿马钱片

【处方】 马钱子（制）、僵蚕（炒）、全蝎、乳香（炒）、没药（炒）、牛膝、苍术、麻黄、甘草。

【功能与主治】 祛风除湿，活血祛瘀，通络止痛。用于风湿闭阻、瘀血阻络所致的痹病，症见关节疼痛、刺痛或疼痛较甚；风湿性关节炎、类风湿关节炎、坐骨神经痛见上述证候者。

【用法与用量】 口服。常用量，一次 3 ~ 4 片；极量，一次 5 片，一日 1 次。睡前温开水送服。

【禁忌】 孕妇禁用。

【注意事项】

1．过敏体质者慎用。

2．本品含乳香、没药，脾胃虚弱者慎用。

3．本品含马钱子有大毒，过量使用可引起肢体颤抖、惊厥、呼吸困难、甚至昏迷，因此不可过服、久服，出现中毒症状时，应立即停药并采取相应急救措施。

4．服本品后若出现头晕、恶心、身软，可减量或暂停服，并多饮温开水或用甘草、绿豆煎水服，即可缓解。

【规格】每片重 0.17g。

【贮藏】密封。

虎力散（胶囊、片）

【处方】制草乌、三七、断节参、白云参。

【功能与主治】驱风除湿，舒筋活络，行瘀，消肿定痛。用于风湿麻木，筋骨疼痛，跌打损伤，创伤流血。

【用法与用量】

散剂：口服，一次 0.3g，一日 1～2 次，开水或温酒送服。外用，撒于伤口处。

胶囊：口服，一次 0.3g，一日 1～2 次，开水或温酒送服。外用，将内容物撒于伤口处。

片剂：口服。一次 1 片，一日 2 次。

【禁忌】孕妇禁用。

【注意事项】

1．过敏体质者慎用。

2．本品含川乌有毒，过量使用可引起心率失常，因此不可过服、久服，出现中毒症状时，应立即停药并采取相应急救措施。

【规格】

散剂：每瓶装 0.9g。

胶囊：每粒装 0.3g。

片剂：每片重 0.5g。

【贮藏】密闭，置阴凉干燥处。

复方风湿宁胶囊（片）

【处方】 两面针、野木瓜、宽筋藤、过岗龙、威灵仙、鸡骨香。

【功能与主治】 祛风除湿，活血散瘀，舒筋止痛。用于风湿痹痛。

【用法与用量】

胶囊：口服。一次5粒，一日3～4次。

片剂：口服。一次5片，一日3～4次。

【禁忌】 儿童和孕妇禁用。

【注意事项】

1．忌寒凉及油腻食物。

2．本品宜饭后服用。

3．不宜在服药期间同时服用其它泻火及滋补性中药。

4．热痹者不适用，主要表现为关节肿痛如灼、痛处发热，疼痛窜痛无定处，口干唇燥。

5．有高血压、心脏病、糖尿病、肝病、肾病等慢性病严重者应在医师指导下服用。

6．服药7天症状无缓解，应去医院就诊。

7．严格按照用法用量服用，年老体弱者应在医师指导下服用。

8．对本品过敏者禁用，过敏体质者慎用。

【规格】

胶囊：每粒装0.3g。

片剂：每片重0.48g。

【贮藏】 密封。

豨桐胶囊

【处方】 豨莶草、臭梧桐叶。

【功能与主治】 祛风湿，止痛。用于四肢麻痹，骨节疼痛，风湿性关节炎。

【用法与用量】 口服。一次 2～3 粒，一日 3 次。

【禁忌】 忌食猪肝、羊肉、羊血、蕃薯（山芋）。

【规格】 每粒装 0.4g。

【贮藏】 密封，避热。

骨龙胶囊

【处方】 狗腿骨、穿山龙。

【功能与主治】 散寒镇痛，活血祛风，强筋壮骨。用于慢性风湿性及类风湿关节炎。

【用法与用量】 口服。一次 4～6 粒，一日 3 次。

【规格】 每粒装 0.5g。

【贮藏】 密封。

罗浮山风湿膏药

【处方】 金钱白花蛇、七叶莲、过岗龙、宽筋藤、洋金花、骨碎补、威灵仙、山苍子、蓖麻根、白鲜皮、续断、粉萆薢、半枫荷、漆树根、羊角拗、麻黄、三七、两面针、防风、防己、槲寄生、土加皮、五加皮、丁公藤、茜草、六棱菊、生草乌、木瓜、毛麝香、生川乌、小罗伞、益母草、鸡骨草、徐长卿、红花、当归、油松节、独活、荆芥、羌活、牛膝。

【功能与主治】驱风除湿，消肿止痛。用于风湿性关节炎，类风湿关节炎，坐骨神经痛，外伤肿痛。

【用法与用量】外用。加温软化，贴于患处。

【注意事项】运动员慎用。

【规格】每张净重 2g。

【贮藏】密闭，置阴凉干燥处（不超过 20℃）。

壮骨麝香止痛膏

【处方】豹骨、麝香、生草乌、生川乌、乳香、没药、冰片、樟脑、薄荷脑、芸香、颠茄流浸膏、水杨酸甲酯等 24 味。

【功能与主治】祛风湿，活血止痛。用于风湿关节、肌肉痛、扭伤。

【用法与用量】外用。贴于患处。

【禁忌】孕妇禁用，产妇慎用。

【注意事项】

1．本品为外用药。

2．忌生冷、油腻食物。

3．皮肤破溃或感染处禁用。

4．青光眼、前列腺肥大患者应在医师指导下使用。

5．孕妇慎用，儿童、经期及哺乳期妇女、年老体弱者应在医师指导下使用。

6．本品不宜长期或大面积使用，用药后皮肤过敏如出现瘙痒、皮疹等现象时，应停止使用，症状严重者应去医院就诊。

7．用药 3 天症状无缓解，应去医院就诊。

8．对本品过敏者禁用，过敏体质者慎用。

【规格】7cm×10cm。

【贮藏】密封，置阴凉干燥处。

（二）寒湿痹阻证常用中成药品种

寒湿痹颗粒（片）

【处方】附子（制）、制川乌、麻黄、桂枝、细辛、威灵仙、木瓜、白术（炒）、黄芪、当归、白芍、甘草（制）。

【功能与主治】祛寒除湿，温通经络。用于肢体关节疼痛，疲困或肿胀，局部畏寒，风湿性关节炎。

【用法与用量】

颗粒剂：开水冲服。一次3g（无糖型）或5g（减糖型），一日3次。

片剂：口服。一次4片，一日3次。

【禁忌】孕妇禁用。

【注意事项】

1．本品性味辛温，主治风寒湿痹；风湿热痹者忌用。

2．儿童及年老体弱者慎服。

3．本品含附子、川乌，有毒，应在医师指导下使用，不可过量服用。

【规格】

颗粒剂：每袋装（1）3g（无糖型），（2）5g（减糖型）。

片剂：每片重0.25g。

【贮藏】密封，置阴凉干燥处。

通痹胶囊（片）

【处方】制马钱子、白花蛇、蜈蚣、全蝎、地龙、僵蚕、乌梢蛇、麻黄、桂枝、附子、制川乌、桃仁、红花、没药（制）、穿山甲（制）、延胡索（制）、丹皮、阴行草、大黄、王不留行、鸡血藤、川牛膝、续断、羌活、独活、苍术（炒）、防风、天麻、薏苡仁、路路通、木瓜、伸筋草、人参、黄芪、当归、白术（炒）、香附（酒制）、广木香、枳壳、砂仁、朱砂。

【功能与主治】调补气血，祛风胜湿，活血通络，消肿止痛。用于寒湿阻络，肝肾两虚型痹症，包括风湿性关节炎，类风湿关节炎。

【用法与用量】

胶囊：饭后口服。一次 1 粒，一日 2～3 次；或遵医嘱。

片剂：饭后口服。一次 2 片，一日 2～3 次；或遵医嘱。

【禁忌】孕妇禁用。

【注意事项】

1．本品含马钱子，有大毒，过量使用可引起肢体颤抖、惊厥、呼吸困难，甚至昏迷，因此不可过服、久服，如出现中毒症状，应立即停药并采取相应急救措施。

2．本品含乌头碱，应严格在医师指导下按规定量服用。不得任意增加服用量和服用时间，服药后如果出现唇舌发麻、头痛头昏、腹痛腹泻、心烦欲呕、呼吸困难等情况；应立即停药并到医院就治。

【规格】

胶囊：每粒装 0.31g。

片剂：每片重 0.3g（相当于原药材 0.156g）。

【贮藏】密封。

骨痛灵酊

【处方】雪上一枝蒿、干姜、龙血竭、乳香、没药、冰片。

【功能与主治】温经散寒，祛风活血，通络止痛。用于腰、颈椎骨质增生，骨性关节炎，肩周炎，风湿性关节炎。

【用法与用量】外用。一次 10ml，一日 1 次。将药液浸于敷带上贴敷患处 30 ～ 60 分钟；20 天为一疗程。

【禁忌】

1．忌用于黏膜部位。

2．孕妇及高血压患者慎用。

【注意事项】

1．本品只供外用，不可内服，用药部位 3 小时内不得吹风，不得接触冷水。

2．本品放置后稍有浑浊，不影响疗效。

3．用药中产生强烈的灼热感，是药效的正常反应，热敷的时间和温度可根据自己的耐受力和气温变化灵活掌握。

4．对少数皮肤娇嫩者初次用药时，用药可适当减少或适当缩短使用时间。

5．为确保疗效，建议使用 2 ～ 3 个疗程。

【规格】每袋装 10ml，每瓶装 30ml、60ml、100ml、250ml。

【贮藏】密封，避光，置儿童接触不到处。

追风透骨丸（胶囊、片）

参见"风湿痹阻证常用中成药品种"。

疏风定痛丸

【处方】 马钱子粉、麻黄、乳香（醋制）、没药（醋制）、桂枝、羌活、独活、防风、千年健、木瓜、地枫皮、牛膝、杜仲（盐炙）、自然铜（煅）、甘草。

【功能与主治】 祛风散寒，活血止痛。用于风寒湿痹，筋脉不舒，四肢麻木，腰腿疼痛，跌打损伤，瘀血作痛。

【用法与用量】 口服。一次1丸，一日2次。

【禁忌】

1．孕妇禁用。

2．高血压、心脏病、肝肾功能不全、癫痫、破伤风、甲状腺功能亢进患者忌用。

【注意事项】

1．本品性味辛温，主治风湿寒痹；风湿热痹者忌用。

2．本品含乳香、没药，脾胃虚弱者、体弱者慎服。

3．本品含马钱子，有大毒，过量使用可引起肢体颤抖、惊厥、呼吸困难，甚至昏迷，因此不可过服、久服，如出现中毒症状，应立即停药并采取相应急救措施。

【规格】 每丸重6g。

【贮藏】 密封。

风湿骨痛胶囊（颗粒、片）

【处方】 制川乌、制草乌、麻黄、红花、木瓜、乌梅肉、甘草。

【功能与主治】 温经散寒，通络止痛。用于寒湿闭阻经络所致的痹病，症见腰脊疼痛、四肢关节冷痛；风湿性关节炎见上述证候者。

【用法与用量】

胶囊：口服。一次 2 ～ 4 粒，一日 2 次。

颗粒剂：开水冲服。一次 1 ～ 2 袋，一日 2 次。

片剂：口服。一次 4 ～ 6 片，一日 2 次。

【禁忌】 孕妇禁用。

【注意事项】

1．过敏体质者慎用。

2．本品辛热，阴虚火旺，湿热痹病患者忌服。

3．本品含川乌、草乌，有毒，应在医师指导下使用，不可过量服用。

4．本品含有麻黄，高血压、冠心病患者慎用。

5．儿童必须在成人监护下使用。

6．儿童、年老体弱者应在医师指导下服用。

【规格】

胶囊：每粒装 0.3g。

颗粒剂：每袋重 2g。

片剂：每片重 0.37g。

【贮藏】 密封。

【药理毒理】 本品有抗炎、镇痛等作用。

·**抗炎作用** 本品能抑制角叉菜胶所致小鼠足肿胀，能抑制佐剂性关节炎大鼠原发性炎症，又可显著抑制其继发性炎性损伤[1]。

·**镇痛作用** 本品可减少酒石酸锑钾腹腔注射所致小鼠扭体反应的次数，还能延长热板法试验小鼠痛反应时间[1]。

·**对免疫功能的影响** 本品可增强小鼠腹腔巨噬细胞的吞噬

活性，促进小鼠凝集素的生成。对于小鼠足垫迟发型超敏反应本品也有抑制作用[1]。

· **毒性**　本品小鼠灌服的 LD_{50} 为（2.99±0.51）g/kg；大鼠 1.5g/kg 每日灌服 1 次，连续 56 天，未见明显毒性反应；犬 0.75g/kg 连续给药 24 天、40 天，可出现马钱子样毒性表现。由于本品每粒含药 0.3g，其中含士的宁为 0.5～0.8mg，长期大剂量应用时要注意士的宁样毒性反应的发生[1]。

【参考文献】

[1] 风湿骨痛胶囊新药申报资料.

复方雪莲胶囊

【处方】 雪莲、制川乌、制草乌、羌活、独活、延胡索（醋制）、木瓜、香加皮。

【功能与主治】 温经散寒，祛风逐湿，化瘀消肿，舒筋活络。用于风寒湿邪痹阻经络所致的类风湿关节炎，风湿性关节炎，强直性脊柱炎和各类退行性骨关节病。

【用法与用量】 口服。一次 2 粒，一日 2 次。

【禁忌】 孕妇禁用。

【注意事项】

1．本品性味辛温，为风湿寒痹所设；风湿热痹者忌服。

2．本品含川乌、草乌、香加皮，孕妇忌服。

3．忌食生冷。

4．本品含川乌、草乌，有毒，应在医师指导下使用，不可过量服用。

5．本品含香加皮，具有强心作用，缺血性心脏病患者慎用。

【规格】每粒装 0.3g。

【贮藏】密封，置阴凉干燥处。

【药理毒理】本品有抗炎、镇痛作用。

·**抗炎作用** 本品 0.15、0.30、0.60g/kg 灌服，对佐剂性关节炎大鼠的急性原发性炎症和继发性免疫性炎症有抑制作用，对大鼠角叉菜胶性足肿胀、大鼠棉球肉芽肿形成有抑制作用。本品 0.2、0.4、0.8g/kg 灌服对于绵羊红细胞所致小鼠足爪迟发型超敏反应有抑制作用[1]。

·**镇痛作用** 本品能抑制腹腔注射醋酸所致小鼠扭体反应，对热板法致小鼠疼痛也能提高其痛阈值[1]。

【参考文献】

[1] 刘发，孙玉发，张云珍，等.复方雪莲胶囊的抗炎作用 [J].中国药理学会通讯，2000，17（4）：25.

小活络丸

参见"风湿痹阻证常用中成药品种"。

正清风痛宁胶囊（片、缓释片）

【处方】青风藤。

【功能与主治】祛风除湿，活血通络，消肿止痛。用于风寒湿痹证，症见肌肉酸痛，关节肿胀疼痛，屈伸不利，麻木僵硬等，及风湿性与类风湿关节炎具有上述证候者。

【用法与用量】

胶囊：口服。一次 1 粒，温开水送服，一日 2 次。

片剂：口服。一次 1 ~ 4 片，一日 3 次。

缓释片：口服。一次 1～2 片，一日 2 次，2 个月为一疗程。

【禁忌】 孕妇禁用。

【注意事项】

1. 过敏体质者慎用。

2. 本品性偏温，适于风寒湿痹；湿热痹者慎用。

3. 如出现皮肤瘙痒、皮疹，或少数患者出现白细胞减少等副作用时，停药后可自行消失，严重者给予抗组胺药对症处理。

4. 支气管哮喘患者禁用。

5. 定期检查血象（建议每月检查一次），并注意观察血糖和胆固醇。

6. 服用本品 3 天后症状加重，或出现其他严重症状时，应停药并及时去医院诊治。

7. 服药期间，饮食宜清淡，忌食生冷、油腻、辛辣、难消化的食品，以免加重病情。

【规格】

胶囊：每粒装 0.15g。

片剂：每片含盐酸青藤碱 20mg。

缓释片：每片含盐酸青藤碱 60mg。

【贮藏】 密封。

通络祛痛膏

【处方】 当归、川芎、红花、山柰、花椒、胡椒、丁香、肉桂、荜茇、干姜、大黄、樟脑、冰片、薄荷脑。

【功能与主治】 活血通络，散寒除湿，消肿止痛。用于腰部、膝部骨性关节病瘀血停滞、寒湿阻络证，症见关节刺痛或钝痛，关节僵硬，屈伸不利，畏寒肢冷。用于颈椎病（神经根型）瘀血阻滞、寒湿阻络证，症见颈项疼痛、肩臂疼痛、颈项活动不利、肢体麻木、畏寒肢冷、肢体困重等。

【用法与用量】外贴患处。一次 1～2 贴，一日 1 次。用于腰部、膝部骨性关节病，15 天为一疗程；用于颈椎病（神经根型），一次 2 贴，贴 12 小时，一日换药 1 次，21 天为一疗程。

【禁忌】

1．皮肤破损处忌用。

2．孕妇禁用。

【注意事项】

1．对本品过敏者禁用，过敏体质者慎用。

2．每次贴敷不宜超过 12 小时，防止贴敷处发生过敏。

3．对橡胶膏剂过敏者慎用。

4．按照用法用量应用，小儿、年老体虚者应在医师指导下使用。

5．儿童必须在成人监护下使用。

【规格】7cm×10cm。

【贮藏】置阴凉干燥处（不超过 20℃）。

【药理毒理】本品有一定抗炎、镇痛作用。

·**抗炎作用**　本品腹部皮肤涂药，可抑制二甲苯所致小鼠耳肿，抑制蛋清和角叉菜胶所致的大鼠足肿胀[1]。

·**镇痛作用**　本品腹部皮肤涂药，可减少醋酸所致小鼠扭体反应次数，提高热板法致痛小鼠的痛阈，提高热辐射致痛大鼠的痛值[1]。

·**毒理**　分别以 6.45g（生药）/kg、2.15g（生药）/kg 剂量

贴敷家兔完整和破损皮肤均无明显毒性反应；豚鼠完整皮肤和破损皮肤分别贴敷 4.2g（生药）/kg、1.4g（生药）/kg，连续用药 1 个月也未见明显毒性[2]；一次和多次性皮肤刺激试验，对家兔完整和破损皮肤均无刺激性；豚鼠皮肤致敏实验阴性。

狗皮膏

【处方】生川乌、生草乌、羌活、独活、青风藤、香加皮、防风、铁丝威灵仙、苍术、蛇床子、麻黄、高良姜、小茴香、官桂、当归、赤芍、木瓜、苏木、大黄、油松节、续断、川芎、白芷、乳香、没药、冰片、樟脑、丁香、肉桂。

【功能与主治】祛风散寒，活血止痛。用于风寒湿邪、气血瘀滞所致的痹病，症见四肢麻木、腰腿疼痛、筋脉拘挛；或跌打损伤、闪腰岔气、局部肿痛；或寒湿瘀滞所致的脘腹冷痛、行经腹痛、寒湿带下、积聚痞块。

【用法与用量】外用。用生姜擦净患处皮肤，将膏药加温软化，贴于患处或穴位。

【禁忌】

1. 孕妇忌贴腰部和腹部。

2. 患处局部皮肤破损忌用。

【注意事项】

1. 本品性属温热，若局部红肿热痛，属风湿热痹者慎用。

2. 对本品过敏者慎用。

【规格】每张净重（1）12g，（2）15g，（3）24g，（4）30g。

【贮藏】密闭，置阴凉干燥处。

狗皮膏（改进型）

【处方】 生川乌、羌活、高良姜、当归、防己、白屈菜、花椒、蟾酥、白花菜子、乳香、没药、官桂、麻黄、透骨草、洋金花、红花、薄荷脑、冰片、樟脑、水杨酸甲酯、八角茴香油、盐酸苯海拉明。

【功能与主治】 祛风散寒，舒筋活血，消肿止痛。适用于急性扭伤、挫伤、风湿痛、神经痛、关节痛、颈椎痛、腱鞘炎、肩周炎、胃脘痛、肌肉酸痛、痛经等。本品亦用于外科术后消肿止痛。

【用法与用量】 将患处皮肤用温水洗净擦干，取出膏药，揭下隔粘纸，留下带有粘性的胶带及棕黄色的膏药，贴于疼痛处或穴位，然后用手压上几分钟，使药膜与皮肤充分接触不产生空气。贴于关节处时（如颈、腕、肘、腰、膝、踝关节）在半屈位时贴敷，其中肘、膝关节应贴侧位。胃脘痛应贴上腹部，痛经应在下腹部贴敷。外科术后伤口疼痛，可直接将本品贴于患处两侧。患处每次一贴，24～48小时更换。

【禁忌】 无。

【注意事项】

1．本品为外用药。

2．忌食生冷、油腻食物。

3．皮肤破溃或感染处禁用。

4．本品含盐酸苯海拉明，哺乳期妇女慎用。

5．经期妇女慎用。儿童、年老体弱者应在医师指导下使用。

6．本品不宜长期或大面积使用，用药后皮肤过敏如出现瘙痒、皮疹等现象时，应停止使用，症状严重者应去医院就诊。

7．用药3天症状无缓解，应去医院就诊。

8．对本品过敏者禁用，过敏体质者慎用。

9．本品性状发生改变时禁止使用。

【规格】8cm×4.5cm。

【贮藏】密闭，防潮，置阴凉干燥处。

复方南星止痛膏

【处方】生天南星、生川乌、丁香、肉桂、白芷、细辛、川芎、徐长卿、乳香（制）、没药（制）、樟脑、冰片。

【功能与主治】散寒除湿，活血止痛。用于骨性关节炎属寒湿瘀阻证，症见关节疼痛、肿胀、功能障碍，遇寒加重，舌质暗淡或瘀斑。

【用法与用量】外贴。选最痛部位，最多贴3个部位，贴24小时，隔日1次，共贴3次。

【禁忌】孕妇及皮肤破损处禁用。

【注意事项】

1．本品性味辛温，为寒湿瘀阻痹病所设，若属风湿热痹者慎用。

2．本品含乳香、没药，脾胃虚弱者慎用；儿童、老弱者慎服。

3．本品含川乌、草乌有毒，应在医师指导下使用，不可过量服用。

【规格】10cm×13cm。

【贮藏】密封，置阴凉干燥处（不超过20℃）。

【药理毒理】本品有一定镇痛、局部麻醉和改善微循环作用。

·镇痛作用　本品鼠尾涂抹给药能提高电刺激法小鼠痛阈值，

足跖涂抹给药能提高热板法小鼠痛阈值。腹部涂抹给药对 1%HAc 所致小鼠扭体反应无抑制作用，但本品水提液皮下注射可减少小鼠扭体次数[2-3]。

·**麻醉作用** 本品坐骨神经涂抹给药能明显缩短 0.1NHCl 所致蟾蜍缩腱反射消失时间。本品水提液椎管内给药，可使家兔后肢感觉、运动及导尿反应均消失，并维持较长的椎管麻醉时间[1-3]。

·**抗炎作用** 本品局部涂抹对大鼠棉球肉芽组织增生有抑制作用。本品局部涂抹后 1 小时对大鼠角叉菜胶性足肿胀有抑制作用，但随时间延长，鼠爪肿胀反较对照组明显[3]。

·**改善微循环作用** 本品局部涂抹可使小鼠耳细动、静脉管径增大，血流速度加快，毛细血管开放数增加[3]。

·**毒理** 本品 25g/kg 局部完整皮肤或破损皮肤给药连续 14 天，未见对大鼠有明显毒性。本品连续给药 12 天未见对家兔完整或破损皮肤有局部刺激，对豚鼠也未见致敏性[3]。

【参考文献】

[1] 刘为民，陈茵，许慧琪. 复方南星止痛膏止痛机理研究. 江苏中医，1998，19（10）：46.

[2] 薛普凤，陈茵，徐汇琪，等. 南星止痛膏药效学研究. 南京中医学院学报，1995，11（1）：33.

[3] 复方南星止痛膏新药申报资料.

代温灸膏

【处方】 辣椒、肉桂、生姜、肉桂油。

【功能与主治】 温通经脉，散寒镇痛。用于风寒阻络所致腰背、四肢关节冷痛；及风寒内停引起的脘腹冷痛，虚寒泄泻；慢性虚寒型胃肠炎、慢性风湿性关节炎见上述证候者。

【用法与用量】外用。根据病证，按穴位贴一张。

【禁忌】

1．皮肤破损处禁用。

2．孕妇禁用。

【注意事项】

1．风湿热痹，关节红肿热痛者慎用。

2．凡对橡胶膏过敏或皮肤糜烂、破裂者不宜贴用。

3．贴敷部位如有明显灼烧感或瘙痒、局部红肿等情况，应停止用药并去医院就诊。

4．儿童、孕妇、哺乳期妇女、年老体弱者应在医师指导下使用。

【规格】4cm×4cm。

【贮藏】密闭，置阴凉处。

麝香追风膏

【处方】麝香、独活、香加皮、海风藤、苏木、海桐皮、延胡索、生川乌、生草乌、威灵仙、血竭、木香、乳香、没药、乌药、红花、当归、熟地黄、地黄、麻黄、牛膝、薄荷脑、冰片、樟脑、桉油、肉桂油、丁香罗勒油、水杨酸甲酯。

【功能与主治】祛风散寒，活血止痛。用于风湿痛、关节痛、筋骨痛、神经痛、腰背酸痛、四肢麻木、扭伤、挫伤。

【用法与用量】外用。贴于患处。

【禁忌】孕妇禁用。

【注意事项】

1．本品为外用药，禁止内服。

2．忌食生冷、油腻食物。

3．皮肤破溃处禁用。

4．经期及哺乳期妇女慎用。儿童、年老体弱者应在医师指导下使用。

5．本品不宜长期或大面积使用，用药后皮肤过敏者应停止使用，症状严重者应去医院就诊。

6．用药3天症状无缓解，或出现局部红肿、疼痛、活动受限等不适症状时应去医院就诊。

7．对本品过敏者禁用，过敏体质者慎用。

8．本品性状发生改变时禁止使用。

【规格】（1）7cm×10cm，（2）9.5cm×11.6cm。

【贮藏】密闭，置阴凉干燥处。

（三）湿热痹阻证常用中成药品种

雷公藤多苷片

【处方】雷公藤多苷。

【功能与主治】祛风解毒，除湿消肿，舒筋通络。有抗炎及抑制细胞免疫和体液免疫等作用。风湿热痹，毒邪阻滞所致的关节肿痛，屈伸不利，治疗类风湿关节炎，肾病综合征，白塞氏三联征，麻风反应，自身免疫性肝炎等。

【用法与用量】口服。按体重每1kg每日1～1.5mg，分3次饭后服用；或遵医嘱。

【禁忌】孕妇禁用。

【注意事项】

1．过敏体质者慎用。

2．服药期间可引起月经紊乱，精子活力及数目减少，停药后可恢复。有生育要求的患者慎用。

3．白细胞和血小板减少、贫血患者慎用。

4．肝病患者慎用。

5．严重心血管病患者慎用。

6．偶有胃肠道反应，可耐受。

7．儿童、年老体弱者应在医师指导下服用。

【规格】每片重10mg，30mg，50mg，100mg。

【贮藏】密封，遮光，置干燥处。

【药理毒理】本品有免疫抑制、抗炎、抗生育等作用。

· **免疫抑制作用** 本品具有免疫抑制作用，以抑制体液免疫作用为强[1]。临床对于体液免疫亢进、存在循环抗体或免疫复合物的疾病，如类风湿关节炎（RA）、系统性红斑狼疮（SLE）等，可使免疫球蛋白下降，类风湿因子、狼疮细胞、抗核抗体等滴度下降或转阴，总补体上升，免疫复合物降低[2]。对于空肠弯曲菌诱导的 PFC 和 ds-DNA 自身抗体升高以及脾淋巴细胞的过度增殖和 $L_3T_4/Lyt2^+$ 升高均有抑制作用，表明对感染鼠亢进的 T、B 细胞功能均有抑制[3, 4]。试验表明，激活 Ts 细胞，抑制 T_h 细胞及抗体生成可能是本品免疫抑制作用的主要机制之一[1]。本品临床治疗 RA 患者可见外周血单个核细胞产生 IgM、IgG 及 IgM-RF 明显抑制[5, 6]，慢性肾炎患者外周血 IL-6、TNF 显著降低[7]。

· **抗炎作用** 本品具有抗炎作用，能抑制组胺、琼脂所致大鼠皮肤毛细血管通透性亢进和足肿胀，并能抑制棉球所致大鼠肉芽组织增生。本品抗炎作用以对炎症急性期的作用为强，对炎症晚期作用较弱[8]，在体外本品能抑制培养的正常人及 RA 患者外周血单个核细胞 PGE_2 的产生[9]。

· 对实验性自身免疫病的影响　本品对大鼠佐剂性关节炎（AA）有防治作用，能降低关节炎症指数，在减轻关节肿胀的同时，可降低血清 IL-1、IL-6、IL-8 及 TNF 含量，可抑制脾细胞对 IL-6、IL-8 的诱生，还能使 AA 大鼠腹腔巨噬细胞释放 IL-6 及 IL-8 能力明显降低[10]。体外试验表明本品能抑制小鼠腹腔巨噬细胞（M_φ）由 LPS 诱导的 NO 释放[11]。

· 对移植排斥反应的影响　本品对多种器官移植的排斥反应均有抑制效果，如皮肤、骨髓、心脏、肾、肺、小肠以及角膜等[11-19]。

· 抗生育作用　本品具有强的抗生育作用[20]，在试验动物，其抗雄性生育作用较抗雌性生育作用更强[21-23]。阴囊皮肤局部应用，随剂量和时间的增加，可使雄鼠生育力降至零[24]。本品作用靶细胞为生精细胞，以精子细胞和精子为敏感，精母细胞次之，精原细胞敏感性较低[25]。可使精子数目减少，活率降低，畸形率上升[26, 27]，睾丸 $LDH-C_4$ 含量下降[28]。对血清睾酮（T）、雌二醇（E_2）、促卵泡素（FSH）及促黄体素（LH）和抑制素无明显影响，不影响大鼠垂体 - 睾丸轴内分泌功能[29, 30]。还有研究表明在均低于抗生育剂量的本品与棉酚合用时可表现明显的协同抗生育作用[31]。本品抗生育作用的可恢复性研究表明，一般而言，在非大剂量和非长期用药的情况下，试验动物生育能力可以恢复[31, 32]。

· 其他作用　体外试验表明本品对大鼠成骨细胞增殖有剂量

相关的抑制作用[33]，这可能是长期应用本品可导致女性系统性红斑狼疮（SLE）患者骨质疏松的一个原因。

·**毒性**　小鼠灌服本品，随剂量加大可见体重减轻、厌食、消瘦、衰弱，个别动物出现稀便、衰竭而死亡；但未见肝、肾损伤，仅见睾丸萎缩、胸腺重量减轻。剂量大至15mg/kg可引起犬厌食、白细胞下降，余仅见睾丸重量减轻[34]。本品体外对小鼠骨髓造血干细胞有明显抑制作用[35]。

【参考文献】

[1] 秦凤华，邢善田.雷公藤抗移植排斥反应的研究 [M]// 周金黄.中药免疫药理学.北京：人民军医出版社，1994：194.

[2] 林琳，姜济民，戴惠珍.介绍我国独创的新抗炎药物——雷公藤多苷片.江苏医药，1985，155（3）：39.

[3] 孙兵，马宝骊，谢雅莉.雷公藤多甙抑制空肠弯曲菌诱导的自身免疫反应.中国药理学与毒理学杂志，1993，7（3）：190.

[4] 孙兵，马宝骊.雷公藤多甙对空肠弯曲菌诱致自身免疫的抑制机理研究.上海免疫学杂志，1993，13（5）：281.

[5] 陶学濂，史艳萍，陈小华，等.雷公藤多甙治疗类风湿关节炎的机理Ⅰ.对细胞分泌IgM及IgM-RF的影响.中国医学科学院学报，1988，10（5）：361.

[6] 叶文浩，陶学濂，张乃峥.雷公藤多甙治疗类风湿关节炎的机理Ⅲ.对正常人及RA患者周围血单个核细胞体外分泌免疫球蛋白的抑制作用.中国医学科学院学报，1990，12（3）：217.

[7] 董吉祥，刘志达，韩惠琴，等.雷公藤多甙对慢性肾炎患者外周血IL-6、TNF水平影响的研究.苏州医学院学报，1999，19（8）：850.

[8] 郑家润，徐兰芳，马林，等.雷公藤总甙（T$_{II}$）药理作用探讨.中国医学科学院学报，1983，5（1）：1.

[9] 程锦轩，代欢，史艳萍，等.雷公藤多甙治疗类风湿关节炎的机制II.对细胞分泌 PGE$_2$ 的影响.中国医学科学院学报，1989，11（1）：36.

[10] 范祖森，曹容华，张庆殷，等.雷公藤多甙对大鼠佐剂性关节炎治疗作用和免疫机制的研究.中国药理学通报，1996，12（6）：527.

[11] 黄迪南，侯敢，祝其锋.雷公藤多甙对巨噬细胞一氧化氮生成的影响.湖南中医学院学报，1998，18（2）：20.

[12] 钱叶勇，石炳毅，梁春泉，等.雷公藤多甙在大鼠肾移植模型中的实验研究.中国泌尿外科杂志，1996，17（6）：338.

[13] 王荣有，张兴义，李东复.雷公藤多甙在大鼠同位肺移植中对排斥反应的影响.白求恩医科大学学报，1994，20（5）：457.

[14] 陈森，邵启祥，许化溪.雷公藤多甙对大鼠心肺联合移植抗排斥反应的实验研究.江苏中医，1999，20（7）：47.

[15] 周志韶，廖彩仙，黎介寿.雷公藤对猪小肠移植的抗排异作用.中华医学杂志，1993，73（9）：541.

[16] 李志杰，李辰.雷公藤多甙防治角膜移植免疫排斥反应的实验研究.眼科研究，1996，14（2）：76.

[17] 王军，王鹏志，王炜，等.雷公藤多甙联合小剂量 CsA 对小肠移植排斥反应的抑制作用.天津医科大学学报，1999，5（1）：5.

[18] 邵启祥，尹岚，许化溪，等.大鼠 DCs 单抗和雷公藤多甙对大鼠同种异体心肺联合移植排斥反应的影响.中国免疫学杂

志，1998，14（5）：356.

[19] 陈凡，宋惠民，李跃华，等．雷公藤多甙供体预处理对致敏大鼠供心移植成活影响．中国中医基础医学杂志，1999，5（6）：18.

[20] 钱绍祯．雷公藤的药理及抗生育作用．江苏医药，1987，（12）：646.

[21] 郑家润，方家麟，徐兰芳，等．雷公藤总甙（T_{II}）对生殖器官的影响 I．对雄性大鼠的实验．中国医学科学院学报，1985，7（1）：1.

[22] 郑家润，方家麟，徐兰芳，等．雷公藤总甙（T_{II}）对生殖器官的影响 II．对雌性大鼠的实验．中国医学科学院学报，1985，7（4）：256.

[23] 郑家润，方家麟，高纪伟，等．雷公藤总甙（T_{II}）对生殖器官的影响 III．对小鼠生殖器官及生育能力影响的动态观察．中国医学科学院学报，1986，8（1）：19.

[24] 许烨，张晓光，张珠涛，等．雷公藤多甙局部应用于大鼠阴囊皮肤的抗生育作用研究．生殖与避孕，1993，13（4）：310.

[25] 田健，佘振珏，周孝瑚，等．雷公藤多甙对大鼠生精细胞及其酶活性的影响．生殖与避孕，1993，13（2）：127.

[26] 钟昌奇，许烨，钱绍祯．雷公藤总甙抗生育作用的形态学研究——起效时间、作用环节和超微病变．解剖学报，1987，18（1）：23.

[27] 叶惟三，黄玉苓，邓燕春，等．雷公藤多甙及其单体 T_4 对大鼠精子发生影响的初步观察．中国医学科学院学报，1991，13（4）：231.

[28] 田健，佘振珏，周孝瑚，等．雷公藤多甙对雄性大鼠生精细胞及其 LDH-C$_4$ 活性的影响．上海医科大学学报，1992，19（1）：37.

[29] 童建孙，许烨，祁爱平，等．雷公藤多甙对大鼠甾体激素的影响．生殖与避孕，1989，9（4）：64.

[30] 童建孙，许烨，张琢，等．雷公藤多甙对雄性大鼠抗生育作用的研究．中国药学杂志，1991，26（2）：85.

[31] 许烨，童建孙，祁爱平，等．雷公藤多甙与棉酚合用对雄性大鼠生育力的影响．药学学报，1987，22（11）：818.

[32] 许烨，王士民，钟昌奇，等．雷公藤多甙抗生育作用可逆性的研究．药学通报，1988，23（1）：22.

[33] 黄岚，冯树芳，王洪复，等．雷公藤多甙对体外成骨细胞增殖的影响．上海医科大学学报，2000，27（1）：51.

[34] 郑家润，刘季和，徐兰芳，等．雷公藤总甙（T$_{II}$）的毒性研究．中国医学科学院学报，1983，5（2）：73.

[35] 陶沁，张寅恭，伏晓敏．雷公藤多甙对小鼠骨髓细胞微核率的影响．生殖与避孕，1990，10（4）：58.

湿热痹颗粒（片）

【处方】 苍术、黄柏、粉萆薢、薏苡仁、汉防己、连翘、川牛膝、地龙、防风、威灵仙、忍冬藤、桑枝。

【功能与主治】 祛风除湿，清热消肿，通络定痛。用于湿热阻络所致的痹病，症见肌肉或关节红肿热痛，有沉重感，步履艰难，发热，口渴不欲饮，小便色黄。

【用法与用量】

颗粒剂：开水冲服。一次 1 袋，一日 3 次。

片剂：口服。一次 6 片，一日 3 次。

【禁忌】 孕妇禁用。

【注意事项】

1．本品清热利湿，寒湿痹阻及脾胃虚寒者忌用。

2．过敏体质者慎用。

3．服药期间，宜食用清淡易消化之品，忌食辛辣油腻之品，宜忌酒，以免助热生湿。

【规格】

颗粒剂：每袋装（1）5g（减糖型），（2）3g（无糖型）。

片剂：每基片重 0.25g。

【贮藏】 密封。

【药理毒理】 湿热痹颗粒有抗炎镇痛作用。

湿热痹颗粒能抑制醋酸所致的小鼠腹腔毛细血管通透性增高及二甲苯引起的耳郭肿胀，显著减轻类风湿关节炎模型大鼠足爪肿胀程度、降低外周血白细胞数目及关节炎症积分[1]。

【参考文献】

[1] 辛增辉，季春，肖丹，等．湿热痹颗粒镇痛抗炎作用的实验研究．中药新药与临床药理，2009，20（2）：123．

二妙丸

【处方】 苍术（炒）、黄柏（炒）。

【功能与主治】 燥湿清热。用于湿热下注，足膝红肿热痛，下肢丹毒，白带，阴囊湿痒。

【用法与用量】口服。一次 6 ～ 9g，一日 2 次。

【注意事项】

1．过敏体质者慎用。

2．本品清热燥湿，故寒湿痹阻、脾胃虚寒者忌用。

3．服用本品 3 天后症状加重，或出现其他严重症状时，应停药并及时去医院诊治。

4．服药期间，宜食用清淡易消化之品，忌食辛辣油腻之品，宜忌酒，以免助热生湿。

【规格】每 100 粒重 6g。

【贮藏】密闭，防潮。

【药理毒理】

·对免疫功能的影响　二妙散水提物 100、200mg/kg 灌胃对 2，4，6- 三硝基氯苯所致的小鼠接触性皮炎诱导相和效应相有明显的抑制作用。本品处方水提物 200、400mg/kg 灌胃对二甲苯及蛋清所致小鼠炎症无抑制作用，表明其免疫抑制作用可能是抑制效应 T 细胞的形成及其释放淋巴因子[1]。二妙散煎剂能延长植皮小鼠皮片的半数生存期，降低外周血 T 细胞值和脾指数，表明其对细胞免疫有抑制作用[2]。

【参考文献】

[1] 徐强，陈婷，朱梅芬，等．二妙散对迟发型变态反应的抑制作用．中国免疫学杂志，1993，9（4）：244.

[2] 邱全瑛，杨燕玲．二妙散对植皮小鼠细胞免疫功能的影响．中国病理生理杂志，1994，10（1）：34.

四妙丸

【处方】苍术、牛膝、黄柏、薏苡仁。

【功能与主治】清热利湿。用于湿热下注所致的痹病，症见足膝红肿，筋骨疼痛。

【用法与用量】口服。一次 6g，一日 2 次。

【注意事项】

1．孕妇慎用。

2．虚寒痿证，带下，阴虚，风寒湿痹等忌用。

3．服药期间饮食宜用清淡易消化之品，忌饮酒，忌食鱼腥、辛辣、油腻之品。

【规格】每 15 粒重 1g。

【贮藏】密封。

复方伸筋胶囊

【处方】虎杖、伸筋草、三角风、香樟根、飞龙掌血、大血藤、茯苓、泽泻、透骨香、牡丹皮、山茱萸、山药、淀粉。

【功能与主治】清热除湿，活血通络。用于湿热瘀阻所致关节疼痛，屈伸不利。

【用法与用量】口服。一次 4 粒，一日 3 次。

【禁忌】儿童、孕妇禁用。

【注意事项】

1．忌寒凉、酸涩、辛辣、油腻食物及海鲜品。

2．本品宜饭后服用。

3．不宜在服药期间同时服用其它滋补性中药。

4．有高血压、心脏病、肝病、糖尿病、肾病等慢性病严重者应在医师指导下服用。

5．服药 7 天症状无缓解，应去医院就诊。

6．严格按照用法用量服用，年老体弱者应在医师指导下服用。

7．对本品过敏者禁用，过敏体质者慎用。

【规格】 每粒装 0.4g。

【贮藏】 密封。

（四）痰瘀痹阻证常用中成药品种

瘀血痹颗粒（胶囊）

【处方】 乳香（炙）、没药（炙）、威灵仙、丹参、川芎、当归、红花、川牛膝、姜黄、香附（炙）、炙黄芪。

【功能与主治】 活血化瘀，通络定痛。用于瘀血阻络的痹证，症见肌肉关节疼痛剧烈，多呈刺痛感，部位固定不移，痛处拒按，可有硬节或瘀斑。

【用法与用量】

颗粒剂：开水冲服。一次 10g，一日 3 次。小儿请遵医嘱。

胶囊：口服。一次 4 粒，一日 3 次；或遵医嘱。小儿请遵医嘱。

【禁忌】 孕妇忌用。

【注意事项】

1．过敏体质者慎用。

2．本品含乳香、没药，脾胃虚弱者慎用。

3．服用本品 3 天后症状加重，或出现其他严重症状时，应停药并及时去医院诊治。

4．服药期间，饮食宜清淡，忌食生冷、油腻、辛辣、难消化的食品，以免加重病情。

【规格】

颗粒剂：每袋装 10g。

胶囊：每粒装 0.4g。

【贮藏】密封。

盘龙七片

【处方】盘龙七、当归、丹参、重楼、红花、乳香、没药、缬草、木香、过山龙、羊角七、八里麻、支柱蓼、老鼠七、青蛙七、珠子参、秦艽、络石藤、壮筋丹、伸筋草、白毛七、祖师麻、川乌、草乌、铁棒锤、五加皮、竹根七、杜仲、牛膝。

【功能与主治】活血化瘀，祛风除湿，消肿止痛。用于风湿性关节炎，腰肌劳损，骨折及软组织损伤。

【用法与用量】口服。一次 3～4 片，一日 3 次。

【禁忌】孕妇忌用。

【注意事项】

1．过敏体质慎用。

2．本品含乌头碱，应严格在医师指导下按规定量服用。不得任意增加服用量和延长服用时间。服药后如果出现唇舌发麻、头痛头昏、腹痛腹泻、心烦欲呕、呼吸困难等情况，应立即到医院救治。

3．年老体弱者应在医师指导下服用。

4．儿童必须在成人监护下使用。

5．服用本品 3 天后症状加重，或出现其他严重症状时，应停药并及时去医院诊治。

6．服药期间，饮食宜清淡，忌食生冷、油腻、辛辣、难消化的食品，以免加重病情。

【规格】每基片重 0.3g。

【贮藏】密闭，防潮。

祖师麻片

【处方】祖师麻。

【功能与主治】祛风除湿，活血止痛。用于风湿痹症，关节炎，类风湿关节炎。

【用法与用量】口服。一次 3 片，一日 3 次，温黄酒或温开水送服。

【禁忌】孕妇忌用。

【注意事项】

1．过敏体质者慎用。

2．本品偏于辛温，湿热闭阻，风湿热痹者忌用。

3．有胃病者可饭后服用，并配合健胃药使用。

【规格】片心重 0.29g。

【贮藏】密封。

大活络丸（胶囊）

【处方】蕲蛇、乌梢蛇、全蝎、地龙、天麻、威灵仙、制草乌、肉桂、细辛、麻黄、羌活、防风、松香、广藿香、豆蔻、僵蚕（炒）、天南星（制）、牛黄、乌药、木香、沉香、丁香、青皮、香附（醋制）、麝香、安息香、冰片、两头尖、赤芍、没药（制）、乳香（制）、血竭、黄连、黄芩、贯众、葛根、水牛角浓缩粉、大黄、玄参、红参、白术（麸炒）、甘草、熟地黄、当归、何首乌、骨碎补（烫、去毛）、龟甲（醋淬）、狗骨（油酥）。

【功能与主治】祛风止痛，除湿豁痰，舒筋活络。用于中风痰厥引起的瘫痪，足萎痹痛，筋脉拘急，腰腿疼痛及跌打损伤，行走不便，胸痹等症。

【用法与用量】

丸剂：温黄酒或温开水送服。一次1丸，一日1～2次。

胶囊：口服。一次6粒，一日2次。

【禁忌】孕妇忌用。

【注意事项】

1．过敏体质者慎用。

2．本品性偏燥烈，阴虚火旺者慎用；出血性中风初期，神志不清者忌用。

3．服药期间，忌食膏粱厚味，油腻不化之食，宜戒酒。

4．本品含有乳香、没药，脾胃虚寒者慎用。

5．年老体弱者应在医师指导下服用。

6．儿童必须在成人监护下使用。

7．本品含草乌、细辛，有毒，应在医师指导下使用，不可过量服用。

【规格】

丸剂：每丸重 3.5g。

胶囊：每粒重 0.25g。

【贮藏】密封。

【药理毒理】本品有抗动脉粥样硬化、增加脑血流量、抗凝血及抗炎等作用。

·**抗动脉粥样硬化作用**　对于高脂饲料造成的实验性动脉粥

样硬化家兔，大活络丸 0.75g/ 只于造型同时给药，可使主动脉病变面积减少，但血清胆固醇未见明显降低[3]。

·**对心脑血管的影响**　本品 0.14g/kg 十二指肠给药，可使犬脑血流量显著增加，0.16g/kg 可使猫血压下降原水平的 20.4%，维持 2 ~ 4 小时，对猫呼吸、心率无明显影响。离体兔耳灌流，可显著增加每分灌流液量[4]。体外试验本品浸膏可使正常离体和去甲肾上腺素所致的痉挛兔主动脉平滑肌显著舒张，且对后者的作用更明显[5]。

·**对血液系统的影响**　本品 0.63g/kg 灌服 11 天能抑制大鼠血栓形成[4]。大活络丸浸膏 5ml/kg（含生药 2.2g/ml）连续灌胃给药 12 天，能显著延长家兔出、凝血时间，减少纤维蛋白生成[5]。

·**抗炎作用**　本品 0.135g/kg 灌服，对大鼠蛋清性足肿胀有抑制作用[4]。

·**对骨骼肌的影响**　6% 大活络丸悬液局部给药，能使蟾蜍腓肠肌收缩力增强[4]。

·**毒理**　大活络丸 48g/kg 给小鼠灌胃，未发现明显毒性反应[5]。

【参考文献】

[1] 王琦.大活络丸治疗癫痫26例疗效观察.广西中医药，1988，11（2）：14.

[2] 夏仪莹.大活络丹治疗高脂血症86例临床观察.湖南中医杂志，1998，14（3）：9.

[3] 梅家俊，董良士，郑咏兰，等.参麝活络丸、大活络丸对家兔实验性动脉粥样硬化的防治作用.湖北中医杂志，1983，（3）：48.

[4] 何功信，张世芳，向先品，等.大活络丸的药理作用.中

成药研究，1984，（5）：20.

[5] 李锐，邢欣，刘义奋. 大活络丸作用原理初探. 实用医学杂志，1986，2（5）：33.

[6] 李红宾，杨莉，董成琳. 大活络丸致大疱性表皮坏死松解型药疹1例. 现代中西医结合杂志，2001，10（13）：1272.

小活络丸

【处方】胆南星、制川乌、制草乌、地龙、乳香（制）、没药（制）。

【功能与主治】祛风散寒，化痰除湿，活血止痛。用于风寒湿邪闭阻、痰瘀阻络所致的痹病，症见肢体关节疼痛，或冷痛，或刺痛，或疼痛夜甚、关节屈伸不利、麻木拘挛。

【用法与用量】黄酒或温开水送服。规格（1）大蜜丸，一次1丸，一日2次；规格（2）浓缩丸，一次6丸，一日1～2次；或遵医嘱。

【禁忌】孕妇禁用。

【注意事项】

1. 过敏体质者慎用。

2. 本品性味辛温，为风湿痰瘀阻络所致痹病、中风偏瘫所设，若属湿热瘀阻或阴虚有热者慎用。

3. 本品含乳香、没药，脾胃虚弱者慎用。

4. 儿童、年老体弱者应在医师指导下服用；儿童必须在成人监护下使用。

5. 本品含川乌、草乌，有毒，应在医师指导下使用，不可过量服用。

6．有高血压、心脏病、肝病、肾病等慢性病严重者应在医师指导下服用。

7．服药期间饮食忌生冷之物。

【规格】（1）每丸重3g，（2）每6丸相当于原生药2.3g。

【贮藏】密封。

【药理毒理】本品有镇痛、抗炎和免疫抑制作用。

·**镇痛作用**　本品2.675、5.350g/kg灌服对醋酸所致小鼠扭体反应有抑制作用[1]。

·**抗炎作用**　本品对琼脂肉芽组织增殖性炎症有抑制作用，未见对二甲苯、巴豆油和角叉菜胶所致急性炎症有抑制作用，但能减少渗出液中前列腺素的含量[2]。

·**对免疫功能的影响**　本品能抑制2，4-二硝基氟苯所致小鼠迟发型超敏反应，抑制单核-巨噬细胞系统对碳粒的吞噬功能和红细胞免疫黏附功能；抑制鸡红细胞诱导的小鼠溶血素抗体的生成，降低MDA含量。降低再次免疫应答中高值的IgG和循环免疫复合物含量，提高低下的C_3水平[3]。

·**镇静作用**　本品1.875、3.75g/kg灌服，可显著减少小鼠自发活动[1]。

·**毒理**　小活络丸方煎液小鼠腹腔注射的LD_{50}为3169.55mg/kg[1]。

【参考文献】

[1] 刘希智，赵志玲，马桂华，等.小活络丸的药理研究.中医药学报，1995，（6）：13.

[2] 潘竟锵，肖柳英，张丹，等.小活络丸抑制免疫、抗氧化、抗炎及镇痛作用.中国药理通讯，2003，20（1）：49.

[3] 刘延福，周毅生，吴明轩，等.小活络丸药物动力学的研

究．中成药，1991，13（6）：3.

祖师麻膏

【处方】 祖师麻。

【功能与主治】 祛风除湿，活血止痛。用于风寒湿痹、瘀血痹阻经脉，症见肢体关节肿痛、畏寒肢冷，局部肿胀有硬结或瘀斑。

【用法与用量】 温热软化后贴于患处。

【禁忌】 皮肤破损处禁用。

【注意事项】

1．过敏体质者慎用。

2．凡对橡胶膏过敏者不宜贴用。

3．本品为活血化瘀之品，孕妇慎用或在医师指导下使用。

4．儿童、哺乳期妇女、年老体弱者应在医师指导下使用。

5．贴敷部位如有明显灼烧感或瘙痒、局部红肿等情况，应停止用药并去医院就诊。

6．用药7天症状无缓解，应去医院就诊。

7．用药期间，饮食宜清淡，忌食油腻、辛辣、难消化、生冷食物，避风寒，以免加重病情。

【规格】 每张净重（1）10g（大号），（2）7g（中号），（3）2.5g（小号）。

【贮藏】 密闭，置阴凉干燥处（不超过20℃）。

雪山金罗汉止痛涂膜剂

【处方】 虎杖、伸筋草、三角风、香樟根、飞龙掌血、大血藤、茯苓、泽泻、透骨香、牡丹皮、山茱萸、山药。

【功能与主治】 活血，消肿，止痛。用于急慢性扭挫伤，风湿性关节炎，类风湿关节炎，痛风，肩周炎，骨质增生所致的肢体关节疼痛肿胀，以及神经性头痛。

【用法与用量】 外用。涂在患处，一日3次。

【禁忌】

1．皮肤破损处禁用。

2．孕妇禁用。

【注意事项】

1．本品为外用药，禁止内服。

2．切勿接触眼睛、口腔等黏膜处，本品不宜长期或大面积使用。

3．儿童、年老体弱者应在医师指导下使用。

4．用药3天症状无缓解，应去医院就诊。

5．对本品过敏者禁用，过敏体质者慎用。

6．本品性状发生改变时禁止使用。

【规格】 每瓶装45ml。

【贮藏】 密封。

（五）气血两虚证常用中成药品种

痹祺胶囊

【处方】 马钱子（调成粉）、党参、白术、茯苓、丹参、三七、川芎、牛膝、地龙、甘草。

【功能与主治】 益气养血，活血通络，祛风止痛。用于腰肌劳损，症见肌肉关节酸痛无力，关节肿大变形或肌萎缩，气短，困倦。舌苔少，脉沉细无力。

【用法与用量】 口服。一次4粒，一日2～3次。

【禁忌】 高血压病患者、孕妇忌服。

【注意事项】

1．过敏体质者慎用。

2．本品含乳香、没药，脾胃虚弱者慎用。

3．儿童、年老体弱者应在医师指导下服用。

4．儿童必须在成人监护下使用。

5．服用本品3天后症状加重，或出现其他严重症状时，应停药并及时去医院诊治。

6．本品含马钱子，有大毒，过量使用可引起肢体颤抖、惊厥、呼吸困难，甚至昏迷，因此不可过服、久服，如出现中毒症状，应立即停药并采取相应急救措施。

7．服用本品后若出现恶心、头晕、口干症状应停止用药，症状轻者可灌以冷茶水或用甘草、绿豆各60g煮汤服下，即可缓解。

8．服药期间，饮食宜清淡，忌食生冷、油腻、辛辣、难消化的食品，以免加重病情。

【规格】 每粒装0.3g。

【贮藏】 密闭。

（六）肝肾不足证常用中成药品种

尪痹颗粒（胶囊、片）

【处方】 地黄、熟地黄、续断、附片（黑顺片）、独活、骨碎补、桂枝、淫羊藿、防风、威灵仙、皂角刺、羊骨、白芍、狗脊（制）、知母、伸筋草、红花。

【功能与主治】 补肝肾，强筋骨，祛风湿，通经络。用于肝肾不足、风湿阻络所致的尪痹，症见肌肉、关节疼痛，局部肿大，僵硬畸形，屈伸不利，腰膝酸软，畏寒乏力；类风湿关节炎见上述证候者。

【用法与用量】

颗粒剂：开水冲服。规格（1）、（2）一次6g，一日3次。

胶囊：口服。一次5粒，一日3次。

片剂：口服。规格（1）一次7～8片，规格（2）一次4片，一日3次。

【禁忌】 孕妇禁用。

【注意事项】

1．过敏体质者慎用。

2．儿童、年老体弱者应在医师指导下服用。

3．儿童必须在成人监护下使用。

4．服用本品3天后症状加重，或出现其他严重症状时，应停药并及时去医院诊治。

5．有高血压、心脏病、肝病、肾病等慢性病严重患者应在医师指导下服用。

6．服药期间，饮食宜清淡，忌食生冷、油腻、辛辣、难消化的食品，以免加重病情。

【规格】

颗粒剂：每袋装（1）3g，（2）6g。

胶囊：每粒装0.55g。

片剂：每片重（1）0.25g，（2）0.5g。

【贮藏】密封。

【药理毒理】本品有抗炎作用。

本品 10g/kg 灌服，连续 4 天，对大鼠蛋清性、甲醛性足肿胀均有抑制作用，对组胺所致大鼠皮肤毛细血管通透性增加也有抑制作用，还可抑制角菜胶所致大鼠胸膜炎模型的白细胞游出，抑制佐剂性关节炎大鼠继发性病变[1]。

【参考文献】

[1] 海平. 尪痹冲剂抗炎作用研究. 西北药学杂志，1998，13（2）：64.

独活寄生丸（颗粒、合剂）

【处方】独活、桑寄生、防风、秦艽、桂枝、细辛、川牛膝、杜仲（盐炙）、当归、白芍、熟地黄、川芎、党参、茯苓、甘草。

【功能与主治】养血舒筋，祛风除湿。用于风寒湿痹所致腰膝冷痛，屈伸不利。

【用法与用量】

丸剂：口服。成人一次 1 丸，一日 2 次；7 岁以上儿童服成人量的 1/2。

颗粒剂：温开水冲服。一次 1 袋，一日 3 次。

合剂：口服。一次 15 ~ 20ml，一日 3 次；用时摇匀。

【禁忌】孕妇禁用。

【注意事项】

1. 过敏体质者慎用。

2. 发热患者暂停使用。

3．小儿、年老患者应在医师指导下使用。

4．儿童必须在成人的监护下使用。

5．服用本品 3 天后症状加重，或出现其他严重症状时，应停药并及时去医院诊治。

6．有高血压、心脏病、肝病、肾病等慢性病严重患者应在医师指导下服用。

7．服药期间，饮食宜清淡，忌食生冷、油腻、辛辣、难消化的食品，以免加重病情。

【规格】

丸剂：每丸重 9g。

颗粒剂：每袋装 5g。

合剂：每瓶装（1）100ml，（2）200ml。

【贮藏】密封。

【药理毒理】本品有一定镇痛、抗炎等作用。

·**抗炎作用**　独活寄生汤提取物给小鼠局部外涂，能抑制巴豆油所致小鼠耳肿胀及大鼠甲醛性足肿胀[1]。

·**镇痛作用**　独活寄生汤提取物 13g/kg 灌服，可减少醋酸所致小鼠扭体反应次数，并明显提高热板法试验小鼠痛阈[1]。

·**改善微循环**　独活寄生汤制备的注射液 10g/kg 腹腔注射可使小鼠耳毛细血管管径、开放百分率均增加，延迟肾上腺素所致毛细血管收缩的潜伏期及其所致毛细血管闭合[2]。

【参考文献】

[1] 莫新民.独活寄生汤的镇痛和抗炎作用.中草药，1992，（3）：133.

[2] 朱自平.独活寄生汤对微循环的影响.中成药，1991，（3）：26.

益肾蠲痹丸

【处方】 骨碎补、熟地黄、当归、延胡索、寻骨风、律草等。

【功能与主治】 温补肾阳，益肾壮督，搜风剔邪，蠲痹通络。用于症见发热，关节疼痛、肿大、红肿热痛、屈伸不利，肌肉疼痛，瘦削或僵硬，畸形的顽痹（类风湿关节炎）。

【用法与用量】 口服。一次 8g，剧烈疼痛时可加至 12g，一日 3 次，饭后温开水送服。

【禁忌】

1．孕妇禁用。

2．肾功能不全者禁用。

【注意事项】

1．过敏体质者慎用。

2．发热患者暂停使用。

3．儿童必须在成人的监护下使用。

4．服用本品 3 天后症状加重，或出现其他严重症状时，应停药并及时去医院诊治。

5．有高血压、心脏病、肝病、肾病等慢性病严重患者应在医师指导下服用。

6．本品是标本兼治之品，起效较慢，一般 30 天为一疗程。对曾服用多种药物治疗的患者，在服用本丸疼痛减轻后才可逐渐递减原服用药物，不可骤停。

7．服用本品后偶有皮肤瘙痒等过敏反应和口干、便秘、胃脘不适，如见皮肤瘙痒、丘疹，与虫类药异体蛋白质过敏有关，过敏严重者停止服用并咨询医师。

8．本品含寻骨风药材，该药材含马兜铃酸可引起肾脏损害等不良反应，应定期检查肾功能，如发现肾功能异常立即停药。

9．服药期间，饮食宜清淡，忌食生冷、油腻、辛辣、难消化的食品，以免加重病情。

【规格】 每袋装 8g。

【贮藏】 置阴凉干燥处密闭保存。

风湿液

【处方】 独活、桑寄生、羌活、防风、秦艽、木瓜、鹿角胶、鳖甲胶、牛膝、当归、白芍、川芎、红花、白术、甘草、红曲。

【功能与主治】 补养肝肾，养血通络，祛风除湿。用于肝肾血亏、风寒湿痹引起的骨节疼痛，四肢麻木，以及风湿性、类风湿性疾病见上述证候者。

【用法与用量】 口服。一次 10～15ml，一日 2～3 次。

【禁忌】 孕妇禁用。

【注意事项】

1．本品补益肝肾，祛风除湿，湿热痹病者不宜服用。

2．服药期间，忌食生冷油腻食品。

3．对本品过敏者不宜服用。

【规格】 每瓶装（1）10ml，（2）100ml，（3）250ml，（4）500ml。

【贮藏】 密封，置阴凉干燥处。

附二

治疗类风湿关节炎的常用中成药简表

适宜证型	药物名称	功能	主治病证	用法用量	备注
风湿痹阻证	复方夏天无片	驱风逐湿，舒筋活络，行血止痛。	用于风湿性关节肿痛，坐骨神经痛，脑血栓形成肢体麻木，屈伸不灵，止履艰难及小儿麻痹后遗症等。	口服。一次2片，一日3次。	医保
	木瓜丸	祛风散寒，除湿通络。	用于风寒湿闭阻所致的痹病。症见关节疼痛、肿胀、屈伸不利、局部畏恶风寒、肢体麻木、腰膝酸软。	口服。规格（1）大蜜丸，一次1丸；规格（2）浓缩水丸，一次30丸，一日2次。	医保
	天麻丸（胶囊、片）	祛风除湿，舒筋通络，活血止痛。	用于肢体拘挛，手足麻木，腰腿酸痛。	丸剂：口服。水蜜丸一次6g，大蜜丸一次1丸，一日2~3次。 胶囊：口服。一次6粒，一日2~3次。 片剂：口服。一次6片，一日2~3次。	均为医保
	追风透骨丸（胶囊、片）	祛风除湿，通经活络，散寒止痛。	用于风寒湿痹，肢节疼痛，肢体麻木。	丸剂：口服。一次6g，一日2次。 胶囊：口服。一次4粒，一日2次。 片剂：口服。一次4片，一日2次。	丸剂：基药，医保 胶囊：医保 片剂：医保
	小活络丸	祛风散寒，化痰除湿，活血止痛。	用于风寒湿邪闭阻、痰瘀阻络所致的痹病，症见肢体关节疼痛，或冷痛，或刺痛，或疼痛夜甚、关节屈伸不利、麻木拘挛。	黄酒或温开水送服。规格（1）大蜜丸，一次1丸，一日2次；规格（2）浓缩丸，一次6g，一日1~2次，或遵医嘱。	基药，医保

适宜证型	药物名称	功能	主治病证	用法用量	备注
风湿痹阻证	风湿马钱片	祛风除湿，活血祛瘀，通络止痛。	用于风湿痹阻、瘀血阻络所致的痹病，症见关节疼痛、刺痛或疼痛较甚；风湿性关节炎、类风湿关节炎、坐骨神经痛。	口服。常用量，一次3～4片；极量，一次5片，一日1次。睡前温开水送服。	医保
	虎力散（胶囊、片）	驱风除湿，舒筋活络，行瘀，消肿定痛。	用于风湿麻木，筋骨疼痛，跌打损伤，创伤流血。	散剂：口服，一次0.3g，一日1～2次，开水或温酒送服。外用，撒于伤口处。胶囊：口服，一次0.3g，一日1～2次，开水或温酒送服。外用，将内容物撒于伤口处。片剂：口服。一次1片，一日2次。	均为医保
	复方风湿宁胶囊（片）	祛风除湿，活血散瘀，舒筋止痛。	用于风湿痹痛。	胶囊：口服。一次5粒，一日3～4次。片剂：口服。一次5片，一日3～4次。	均为医保
	豨桐胶囊	祛风湿，止痛。	用于四肢麻痹，骨节疼痛，风湿性关节炎。	口服。一次2～3粒，一日3次。	医保
	骨龙胶囊	散寒镇痛，活血祛风，强筋壮骨。	用于慢性风湿及类风湿关节炎。	口服。一次4～6粒，一日3次。	医保
	罗浮山风湿膏药	驱风除湿，消肿止痛。	用于风湿性关节炎，类风湿关节炎，坐骨神经痛，外伤肿痛。	外用。加温软化，贴于患处。	医保

适宜证型	药物名称	功能	主治病证	用法用量	备注
风湿痹阻证	壮骨麝香止痛膏	祛风湿，活血止痛。	用于风湿关节、肌肉痛、扭伤。	外用。贴于患处。	医保
寒湿痹阻证	寒湿痹颗粒（片）	祛寒除湿，温通经络。	用于肢体关节疼痛，疲困或肿胀，局部畏寒，风湿性关节炎。	颗粒剂：开水冲服。一次3g（无糖型）或5g（减糖型），一日3次。片剂：口服。一次4片，一日3次。	均为医保
	通痹胶囊（片）	调补气血，祛风胜湿，活血通络，消肿止痛。	用于寒湿阻络，肝肾两虚型痹症，包括风湿性关节炎，类风湿关节炎。	胶囊：饭后口服。一次1粒，一日2～3次；或遵医嘱。片剂：饭后口服。一次2片，一日2～3次；或遵医嘱。	均为医保
	骨痛灵酊	温经散寒，祛风活血，通络止痛。	用于腰、颈椎骨质增生，骨性关节炎，肩周炎，风湿性关节炎。	外用。一次10ml，一日1次。将药液浸于敷带上贴敷患处30～60分钟；20天为一疗程。	基药，医保
	追风透骨丸（胶囊、片）	见123页	同前	同前	同前
	疏风定痛丸	祛风散寒，活血止痛。	用于风寒湿痹，筋脉不舒，四肢麻木，腰腿疼痛，跌打损伤，瘀血作痛。	口服。一次1丸，一日2次。	医保
	风湿骨痛胶囊（颗粒、片）	温经散寒，通络止痛。	用于寒湿闭阻经络所致的痹病，症见腰脊疼痛、四肢关节冷痛；风湿性关节炎见上述证候者。	胶囊：口服。一次2～4粒，一日2次。颗粒剂：开水冲服。一次1～2袋，一日2次。片剂：口服。一次4～6片，一日2次。	胶囊：基药，医保颗粒剂：医保片剂：基药，医保

适宜证型	药物名称	功能	主治病证	用法用量	备注
寒湿痹阻证	复方雪莲胶囊	温经散寒，祛风逐湿，化瘀消肿，舒筋活络。	用于风寒湿邪痹阻经络所致的类风湿关节炎，风湿性关节炎，强直性脊柱炎和各类退行性骨关节病。	口服。一次2粒，一日2次。	医保
	小活络丸	见123页	同前	同前	同前
	正清风痛宁胶囊（片、缓释片）	祛风除湿，活血通络，消肿止痛。	用于风寒湿痹证，症见肌肉酸痛，关节肿痛疼痛，屈伸不利，麻木僵硬等，及风湿与类风湿关节炎。	胶囊：口服。一次1粒，温开水送服，一日2次。片剂：口服。一次1～4片，一日3次。缓释片：口服。一次1～2片，一日2次，2个月为一疗程。	均为医保
	追风透骨丸（胶囊、片）	见123页	同前	同前	同前
	通络祛痛膏	活血通络，散寒除湿，消肿止痛。	用于腰部、膝部骨性关节病瘀血停滞、寒湿阻络证，症见关节刺痛或钝痛，关节僵硬，屈伸不利，畏寒肢冷。用于颈椎病（神经根型）瘀血阻滞、寒湿阻络证，症见颈项疼痛、肩臂疼痛、颈项活动不利、肢体麻木、畏寒肢冷、肢体困重等。	外贴患处。一次1～2贴，一日1次。用于腰部、膝部骨性关节病，15天为一疗程；用于颈椎病（神经根型），一次2贴，贴12小时，一日换药1次，21天为一疗程。	基药，医保

适宜证型	药物名称	功能	主治病证	用法用量	备注
寒湿痹阻证	狗皮膏	祛风散寒，活血止痛。	用于风寒湿邪、气血瘀滞所致的痹病，症见四肢麻木、腰腿疼痛、筋脉拘挛；或跌打损伤、闪腰岔气、局部肿痛；或寒湿瘀滞所致的脘腹冷痛、行经腹痛、寒湿带下、积聚痞块。	外用。用生姜擦净患处皮肤，将膏药加温软化，贴于患处或穴位。	基药，医保
	狗皮膏（改进型）	祛风散寒，舒筋活血，消肿止痛。	用于急性扭伤、挫伤、风湿痛、神经痛、关节痛、颈椎痛、腱鞘炎、肩周炎、胃脘痛、肌肉酸痛、痛经等。本品亦用于外科术后消肿止痛。	将患处皮肤用温水洗净擦干，取出膏药，揭下隔粘纸，留下带有粘性的胶带及棕黄色的膏药，贴于疼痛处或穴位，然后用手压上几分钟，使药膜与皮肤充分接触不产生空气。贴于关节处时（如颈、腕、肘、腰、膝、踝关节）在半屈位时贴敷，其中肘、膝关节应贴侧位。胃脘痛应贴上腹部，痛经应在下腹部贴敷。外科术后伤口疼痛，可直接将本品贴于患处两侧。患处每次一贴，24~48小时更换。	医保
	复方南星止痛膏	散寒除湿，活血止痛。	用于骨性关节炎属寒湿瘀阻证，症见关节疼痛、肿胀、功能障碍，遇寒加重，舌质暗淡或有瘀斑。	外贴。选最痛部位，最多贴3个部位，贴24小时，隔日1次，共贴3次。	基药，医保

适宜证型	药物名称	功能	主治病证	用法用量	备注
寒湿痹阻证	代温灸膏	温通经脉，散寒镇痛。	用于风寒阻络所致腰背、四肢关节冷痛；及风寒内停引起的脘腹冷痛，虚寒泄泻；慢性虚寒型胃肠炎、慢性风湿性关节炎见上述证候者。	外用。根据病证，按穴位贴一张。	医保
	麝香追风膏	祛风散寒，活血止痛。	用于风湿痛、关节痛、筋骨痛、神经痛、腰背酸痛、四肢麻木、扭伤、挫伤。	外用。贴于患处。	医保
湿热痹阻证	雷公藤多苷片	祛风解毒，除湿消肿，舒筋通络。	有抗炎及抑制细胞免疫和体液免疫等作用。风湿热瘀，毒邪阻滞所致的关节肿痛，屈伸不利，治疗类风湿关节炎，肾病综合征，白塞氏三联征，麻风反应，自身免疫性肝炎等。	口服。按体重每1kg每日1～1.5mg，分3次饭后服用；或遵医嘱。	医保
	湿热痹颗粒（片）	祛风除湿，清热消肿，通络定痛。	用于湿热阻络所致的痹病，症见肌肉或关节红肿热痛，有沉重感，步履艰难，发热，口渴不欲饮，小便色黄。	颗粒剂：开水冲服。一次1袋，一日3次。 片剂：口服。一次6片，一日3次。	均为医保
	二妙丸	燥湿清热。	用于湿热下注，足膝红肿热痛，下肢丹毒，白带，阴囊湿痒。	口服。一次6～9g，一日2次。	医保

适宜证型	药物名称	功能	主治病证	用法用量	备注
湿热痹阻证	四妙丸	清热利湿。	用于湿热下注所致的痹病，症见足膝红肿，筋骨疼痛。	口服。一次6g，一日2次。	医保
	复方伸筋胶囊	清热除湿，活血通络。	用于湿热瘀阻所致关节疼痛，屈伸不利。	口服。一次4粒，一日3次。	医保
痰瘀痹阻证	瘀血痹颗粒（胶囊）	活血化瘀，通络定痛。	用于瘀血阻络的痹证，症见肌肉关节疼痛剧烈，多呈刺痛感，部位固定不移，痛处拒按，可有硬节或瘀斑。	颗粒剂：开水冲服。一次10g，一日3次。小儿请遵医嘱。 胶囊：口服。一次4粒，一日3次。或遵医嘱。小儿请遵医嘱。	医保
	盘龙七片	活血化瘀，祛风除湿，消肿止痛。	用于风湿性关节炎，腰肌劳损，骨折及软组织损伤。	口服。一次3~4片，一日3次。	医保
	祖师麻片	祛风除湿，活血止痛。	用于风湿痹症，关节炎，类风湿关节炎。	口服。一次3片，一日3次，温黄酒或温开水送服。	医保
	大活络丸（胶囊）	祛风止痛，除湿豁痰，舒筋活络。	用于中风痰厥引起的瘫痪，足萎痹痛，筋脉拘急，腰腿疼痛及跌打损伤，行走不便，胸痹等症。	丸剂：温黄酒或温开水送服。一次1丸，一日1~2次。 胶囊：口服。一次6粒，一日2次。	均为医保
	小活络丸	见123页	同前	同前	同前
	祖师麻膏	祛风除湿、活血止痛。	用于风寒湿痹、瘀血痹阻经脉，症见肢体关节肿痛、畏寒肢冷，局部肿胀有硬结或瘀斑。	温热软化后贴于患处。	医保

续表

适宜证型	药物名称	功能	主治病证	用法用量	备注
痰瘀痹阻证	雪山金罗汉止痛涂膜剂	活血，消肿，止痛。	用于急慢性扭挫伤，风湿性关节炎，类风湿关节炎，痛风，肩周炎，骨质增生所致的肢体关节疼痛肿胀，以及神经性头痛。	外用。涂在患处，一日3次。	医保
气血两虚证	痹祺胶囊	益气养血，活血通络，祛风止痛。	用于腰肌劳损，症见肌肉关节酸痛无力，关节肿大变形或肌萎缩，气短，困倦。舌苔少，脉沉细无力。	口服。一次4粒，一日2~3次。	医保
肝肾不足证	尪痹颗粒（胶囊、片）	补肝肾，强筋骨，祛风湿，通经络。	用于肝肾不足、风湿阻络所致的尪痹，症见肌肉、关节疼痛，局部肿大、僵硬畸形，屈伸不利，腰膝酸软，畏寒乏力；类风湿关节炎见上述证候者。	颗粒剂：开水冲服。规格（1）、（2）一次6g，一日3次。胶囊：口服。一次5粒，一日3次。片剂：口服。规格（1）一次7~8片，规格（2）一次4片，一日3次。	颗粒剂：基药，医保 胶囊：基药，医保 片剂：基药，医保
	独活寄生丸（颗粒、合剂）	养血舒筋，祛风除湿。	用于风寒湿痹所致腰膝冷痛，屈伸不利。	丸剂：口服。成人一次1丸，一日2次，7岁以上儿童服成人量的1/2。颗粒剂：温开水冲服。一次1袋，一日3次。合剂：口服。一次15~20ml，一日3次。用时摇匀。	均为医保
	益肾蠲痹丸	温补肾阳，益肾壮督，搜风剔邪，蠲痹通络。	用于症见发热，关节疼痛、肿大、红肿热痛、屈伸不利，肌肉疼痛、瘦削或僵硬、畸形的顽痹（类风湿关节炎）。	口服。一次8g，剧烈疼痛时可加至12g，一日3次，饭后温开水送服。	医保

130

适宜证型	药物名称	功能	主治病证	用法用量	备注
肝肾不足证	风湿液	补养肝肾，养血通络，祛风除湿。	用于肝肾血亏、风寒湿痹引起的骨节疼痛，四肢麻木，以及风湿性、类风湿性疾病见上述证候者。	口服。一次10～15ml，一日2～3次。	医保，基药

强直性脊柱炎

强直性脊柱炎（Ankylosing Spondylitis，AS）是一种原因不明的以骶髂关节和脊柱慢性炎症为主的全身性疾病。本病主要的病理变化是肌腱、韧带附着于骨的部位（肌腱端、附着点）的炎症。本病早期症状主要有腰背的疼痛或僵硬，晚期可发生脊柱强直、畸形以至严重的功能障碍。我国强直性脊柱炎的发病率为0.3%，男女比约为 10 : 1。多发生于青壮年，15 ～ 30 岁是发病高峰。发病率与不同地区、种族有关。强直性脊柱炎的病因目前仍不清楚，可能与遗传、感染、免疫、环境有关。

一般起病隐匿，可有发热、厌食、乏力、体重下降和轻度贫血等全身症状。下腰痛和脊柱僵硬是最常见的表现，随着病情发展骶髂关节僵直。脊柱僵硬、活动受限，一般常先由腰椎向上发展；有的只限于胸椎，胸廓扩张受限。伴外周关节炎症、足跟痛或其它肌腱附点疼痛或肿胀，约 25% 患者可出现虹膜睫状体炎，少数患者可出现主动脉炎、主动脉瓣膜关闭不全、心脏扩大、房室传导阻滞和心包炎等心血管疾患。HLA-B27（＋），活动期约 75%病例血沉增快，CRP、AKP 升高，X 线骶髂关节早期可见关节附近有斑片状骨质疏松区，或软骨下骨皮质硬化，继之出现骨腐蚀，关节间隙变窄，最终骶髂关节完全融合。脊椎早期椎体骨质疏松和方形变形，晚期椎旁韧带钙化与骨桥形成，呈竹节状。髋关节间隙变窄和模糊，软骨破坏，骨小梁通过，最终骨性强直。

现代医学治疗为用非甾体类抗炎药、慢作用抗风湿药、糖皮质激素、生物制剂等缓解症状、减缓病情进展。

本病属于中医"痹病"范畴，古人称之为"龟背风"、"竹节风"、"骨痹"、"肾痹"。

一、中医病因病机分析及常见证型

中医认为强直性脊柱炎的病因与先天禀赋不足或后天调摄失调致肾气亏虚，复感风寒湿热邪气深侵肾督，内外合邪，深入骨骱、脊柱。病久肝肾精血亏虚，使筋挛骨弱而邪留不去，渐致痰浊瘀血胶结而成。

由于体质和感受外邪的不同，本病可分为肾虚督寒证和肾虚湿热证。

二、辨证选择中成药

1. 肾虚督寒证

【临床表现】腰骶、脊背、臀疼痛，僵硬不舒，牵及膝腿痛或酸软无力，畏寒喜暖，得热则舒，俯仰受限，活动不利，甚则腰脊僵直或后凸变形，行走坐卧不能，或见男子阴囊寒冷，女子白带寒滑。舌暗红，苔薄白或白厚，脉多沉弦或沉弦细。

【辨证要点】腰、臀、胯疼痛，僵硬不舒，牵及膝腿痛或酸软无力，遇寒加重，得热则舒，俯仰受限，活动不利，甚则腰脊僵直或后凸变形。舌苔薄白或白厚，脉多沉弦或沉弦细。

【病机简析】肾气亏虚，复感风寒湿邪气，深侵肾督，内外合邪，深入骨骱、脊柱，故见腰骶、脊背、臀疼痛；加之寒凝脉涩，易致筋脉挛急，僵硬不舒，俯仰受限，活动不利；寒为阴邪，得热则舒，寒湿下注，则男子阴囊寒冷，女子白带寒滑。

【治法】补肾强督，祛寒除湿。

【辨证选药】可选用金乌骨通胶囊、天麻壮骨丸、尪痹颗粒（胶囊、片）、金匮肾气丸（片）、壮腰健肾丸、祖师麻片、益肾蠲痹丸、盘龙七片、痹祺胶囊。

此类成药的组方多以狗脊、熟地、骨碎补、杜仲、续断、牛膝等补肾强督，并配以制附片、桂枝、独活、羌活、防风等散寒除湿药物，在补肾强督的同时祛寒除湿，通络止痛。

2. 肾虚湿热证

【临床表现】腰骶、脊背、臀酸痛、沉重、僵硬不适，身热不扬，绵绵不解，汗出心烦，口苦黏腻或口干不欲饮，或见脘闷纳呆，大便溏软，或黏滞不爽，小便黄赤或伴见关节红肿灼热焮痛，或有积液，屈伸活动受限，舌质偏红，苔腻或黄腻或垢腻，脉沉滑、弦滑或弦细数。

【辨证要点】腰骶、臀、胯僵痛、困重，甚则牵及脊项，不畏寒喜暖，反喜凉爽，伴口干，发热，大便干，小便黄，舌偏红，舌苔薄黄或黄白相兼少津，脉沉弦细数，尺脉弱小。

【病机简析】肾气亏虚，复感风湿热邪，或寒邪久郁，或长期服温肾助阳药物，邪气从阳化热，深侵肾督，内外合邪，深入骨骱、脊柱，故见腰骶、脊背、臀疼痛；热为阳邪，湿性黏滞，湿热交阻，故见身热不扬，绵绵不解，汗出心烦，口苦黏腻或口干不欲饮，或脘闷纳呆，大便溏软，或黏滞不爽，小便黄赤或伴见关节红肿灼热焮痛，或有积液，屈伸活动受限，舌质偏红，苔腻或黄腻或垢腻，脉沉滑、弦滑或弦细数，均为湿热。热邪伤阴，筋脉挛废，故僵硬不适。

【治法】 补肾强督，清热利湿。

【辨证选药】 可选用二妙丸、四妙丸、湿热痹颗粒（片）、知柏地黄丸（颗粒、胶囊、片）、祖师麻片、盘龙七片、痹祺胶囊。

此类成药的组方多以苍术、黄柏、薏苡仁、泽泻等清热利湿，桑寄生、狗脊、牛膝补肝肾，强筋骨。相互配合，共同达到补肾强督、清热利湿之功效。

附一

常用治疗强直性脊柱炎的中成药药品介绍

（一）肾虚督寒证常用中成药品种

金乌骨通胶囊

【处方】 金毛狗脊、淫羊藿、威灵仙、乌梢蛇、土牛膝、木瓜、葛根、姜黄、补骨脂、土党参。

【功能与主治】 滋补肝肾，祛风除湿，活血通络。用于肝肾不足，风寒湿痹引起的腰腿酸痛，肢体麻木。

【用法与用量】 口服。一次3粒，一日3次。

【禁忌】 孕妇忌服。

【注意事项】

1．忌寒凉及油腻食物。

2．本品宜饭后服用。

3．不宜在服药期间同时服用其它泻火及滋补性中药。

4．热痹者不适用，主要表现为关节肿痛如灼、痛处发热，疼痛窜痛无定处，口干唇燥。

5．有高血压、心脏病、肝病、糖尿病、肾病等慢性病严重者应在医师指导下服用。

6．服药 7 天症状无缓解，应去医院就诊。

7．严格按照用法用量服用，年老体弱者应在医师指导下服用。

8．对本品过敏者禁用，过敏体质者慎用。

【规格】每粒装 0.35g。

【贮藏】密封。

天麻壮骨丸

【处方】天麻、独活、豹骨、人参、细辛、鹿茸、杜仲（盐炙）、五加皮、秦艽、豨莶草、防风、当归、川芎、防己、桑枝、白芷、藁本、羌活、老鹳草、常春藤、滑石粉、阿拉伯酸、淀粉、白虫蜡、活性碳。

【功能与主治】祛风除湿，活血通络，补肝肾，强腰膝。用于风湿阻络，偏正头痛，头晕，风湿痹痛，腰膝酸软，四肢麻木。

【用法与用量】口服。一次 4 丸，一日 3 次。

【禁忌】孕妇忌用。

【注意事项】

1．忌房欲、气恼，忌食生冷食物。

2．服用前应除去蜡皮、塑料球壳。

3．该品不可整丸吞服。

【规格】每 10 丸重 1.7g。

【贮藏】密封。

尪痹颗粒（胶囊、片）

【处方】地黄、熟地黄、续断、附片（黑顺片）、独活、骨碎补、桂枝、淫羊藿、防风、威灵仙、皂角刺、羊骨、白芍、狗脊（制）、知母、伸筋草、红花。

【功能与主治】补肝肾，强筋骨，祛风湿，通经络。用于肝肾不足、风湿阻络所致的尪痹，症见肌肉、关节疼痛，局部肿大，僵硬畸形，屈伸不利，腰膝酸软，畏寒乏力；类风湿关节炎见上述证候者。

【用法与用量】

颗粒剂：开水冲服。规格（1）、（2）一次6g，一日3次。

胶囊：口服。一次5粒，一日3次。

片剂：口服。规格（1）一次7~8片，规格（2）一次4片，一日3次。

【禁忌】孕妇禁用。

【注意事项】

1．过敏体质者慎用。

2．儿童、年老体弱者应在医师指导下服用。

3．儿童必须在成人监护下使用。

4．服用本品3天后症状加重，或出现其他严重症状时，应停药并及时去医院诊治。

5．有高血压、心脏病、肝病、肾病等慢性病严重患者应在医师指导下服用。

6．服药期间，饮食宜清淡，忌食生冷、油腻、辛辣、难消化的食品，以免加重病情。

【规格】

颗粒剂：每袋装（1）3g，（2）6g。

胶囊：每粒装 0.55g。

片剂：每片重（1）0.25g，（2）0.5g。

【贮藏】密封。

【药理毒理】本品有抗炎作用。

本品 10g/kg 灌服，连续 4 天，对大鼠蛋清性、甲醛性足肿胀均有抑制作用，对组胺所致大鼠皮肤毛细血管通透性增加也有抑制作用，还可抑制角菜胶所致大鼠胸膜炎模型的白细胞游出，抑制佐剂性关节炎大鼠继发性病变[1]。

【参考文献】

[1] 海平 . 尪痹冲剂抗炎作用研究 . 西北药学杂志，1998，13（2）：64.

金匮肾气丸（片）

【处方】地黄、茯苓、山药、山茱萸（酒炙）、牡丹皮、泽泻、桂枝、牛膝（去头）、车前子（盐炙）、附子（炙）。

【功能与主治】温补肾阳，化气行水。用于肾虚水肿，腰膝酸软，小便不利，畏寒肢冷。

【用法与用量】

丸剂：口服。大蜜丸一次 1 丸，水蜜丸一次 4 ~ 5g（20 ~ 25 粒），一日 2 次。

片剂：口服。一次 4 片，一日 2 次。

【禁忌】孕妇忌服。

【注意事项】

1．忌房欲、气恼。

2．忌食生冷食物。

【规格】

丸剂：大蜜丸，每丸重 6g；水蜜丸，每 5 丸重 1g。

片剂：每片重 0.27g。

【贮藏】 密闭，置室内阴凉干燥处。

壮腰健肾丸

【处方】 狗脊（制）、金樱子、黑老虎根、鸡血藤、桑寄生（蒸）、千斤拔、牛大力、菟丝子、女贞子。

【功能与主治】 壮腰健肾，养血，祛风湿。用于肾亏腰痛，膝软无力，小便频数，风湿骨痛，神经衰弱。

【用法与用量】 口服。一次 3.6g，一日 2～3 次。

【注意事项】

1．忌食生冷食物。

2．本品宜饭前服用。

3．按照用法用量服用，年老体弱者，高血压、糖尿病患者应在医师指导下服用。

4．服药 2 周或服药期间症状无改善，或症状加重，或出现新的严重症状，应立即停药并去医院就诊。

5．对本品过敏者禁用，过敏体质者慎用。

【规格】 每丸重 9g。

【贮藏】 密封。

祖师麻片

【处方】祖师麻。

【功能与主治】祛风除湿，活血止痛。用于风湿痹症，关节炎，类风湿关节炎。

【用法与用量】口服。一次3片，一日3次，温黄酒或温开水送服。

【禁忌】孕妇忌用。

【注意事项】

1．过敏体质者慎用。

2．偏于辛温，湿热闭阻，风湿热痹者忌用。

3．胃病患者可饭后服用，并配合健胃药使用。

【规格】片心重0.29g。

【贮藏】密封。

益肾蠲痹丸

【处方】骨碎补、熟地黄、当归、延胡索、寻骨风、律草等。

【功能与主治】温补肾阳，益肾壮督，搜风剔邪，蠲痹通络。用于症见发热，关节疼痛、肿大、红肿热痛、屈伸不利，肌肉疼痛、瘦削或僵硬，畸形的顽痹（类风湿关节炎）。

【用法与用量】口服。一次8g，剧烈疼痛时可加至12g，一日3次，饭后温开水送服。

【禁忌】

1．孕妇禁用。

2．肾功能不全者禁用。

【注意事项】

1．过敏体质者慎用。

2．发热患者暂停使用。

3．儿童必须在成人的监护下使用。

4．服用本品 3 天后症状加重，或出现其他严重症状时，应停药并及时去医院诊治。

5．有高血压、心脏病、肝病、肾病等慢性病严重患者应在医师指导下服用。

6．本品是标本兼治之品，起效较慢，一般 30 天为一疗程。对曾服用多种药物治疗的患者，在服用本丸疼痛减轻后才可逐渐递减原服用药物，不可骤停。

7．本品服用后偶有皮肤瘙痒等过敏反应和口干、便秘、胃脘不适，如见皮肤瘙痒、丘疹，与虫类药异体蛋白质过敏有关，过敏严重者停止服药并咨询医师。

8．本品含寻骨风，该药含马兜铃酸，可引起肾脏损害等不良反应，应定期检查肾功能，如发现肾功能异常应立即停药。

9．服药期间，饮食宜清淡，忌食生冷、油腻、辛辣、难消化的食品，以免加重病情。

【规格】 每包装 8g。

【贮藏】 密闭，置阴凉干燥处保存。

盘龙七片

【处方】 盘龙七、当归、丹参、重楼、红花、乳香、没药、缬草、木香、过山龙、羊角七、八里麻、支柱蓼、老鼠七、青蛙七、珠子参、秦艽、络石藤、壮筋丹、伸筋草、白毛七、祖师麻、川乌、草乌、铁棒锤、五加皮、竹根七、杜仲、牛膝。

【功能与主治】活血化瘀，祛风除湿，消肿止痛。用于风湿性关节炎，腰肌劳损，骨折及软组织损伤。

【用法与用量】口服。一次 3～4 片，一日 3 次。

【禁忌】孕妇忌用。

【注意事项】

1．过敏体质者慎用。

2．本品含乌头碱，应严格在医师指导下按规定量服用。不得任意增加服用量和服用时间。服药后如果出现唇舌发麻、头痛头昏、腹痛腹泻、心烦欲呕、呼吸困难等情况，应立即到医院救治。

3．年老体弱者应在医师指导下服用。

4．儿童必须在成人监护下使用。

5．服用本品 3 天后症状加重，或出现其他严重症状时，应停药并及时去医院诊治。

6．服药期间，饮食宜清淡，忌食生冷、油腻、辛辣、难消化的食品，以免加重病情。

【规格】每基片重 0.3g。

【贮藏】密闭，防潮。

痹祺胶囊

【处方】马钱子（调成粉）、党参、白术、茯苓、丹参、三七、川芎、牛膝、地龙、甘草。

【功能与主治】益气养血，活血通络，祛风止痛。用于腰肌劳损，症见肌肉关节酸痛无力，关节肿大变形或肌萎缩，气短，困倦。舌苔少，脉沉细无力。

【用法与用量】口服。一次4粒，一日2～3次。

【禁忌】高血压患者、孕妇忌服。

【注意事项】

1．过敏体质者慎用。

2．本品含乳香、没药，脾胃虚弱者慎用。

3．儿童、年老体弱者应在医师指导下服用。

4．儿童必须在成人监护下使用。

5．服用本品3天后症状加重，或出现其他严重症状时，应停药并及时去医院诊治。

6．本品含马钱子，有大毒，过量使用可引起肢体颤抖、惊厥、呼吸困难，甚至昏迷，因此不可过服、久服，出现中毒症状时，应立即停药并采取相应急救措施。

7．服用本品后若出现恶心、头晕、口干症状应停止用药，症状轻者可灌以冷茶水或用甘草、绿豆各60g煮汤服，即可缓解。

8．服药期间，饮食宜清淡，忌食生冷、油腻、辛辣、难消化的食品，以免加重病情。

【规格】每粒装0.3g。

【贮藏】密闭。

（二）肾虚湿热证常用中成药品种

二妙丸

【处方】苍术（炒）、黄柏（炒）。

【功能与主治】燥湿清热。用于湿热下注，足膝红肿热痛，下肢丹毒，白带，阴囊湿痒。

【用法与用量】 口服。一次 6～9g，一日 2 次。

【注意事项】

1．过敏体质者慎用。

2．本品清热燥湿，故寒湿痹阻、脾胃虚寒者忌用。

3．服用本品 3 天后症状加重，或出现其他严重症状时，应停药并及时去医院诊治。

4．服药期间，宜食用清淡易消化之品，忌食辛辣油腻之品，宜忌酒，以免助热生湿。

【规格】 每 100 粒重 6g。

【贮藏】 密闭，防潮。

【药理毒理】

·**对免疫功能的影响** 二妙散水提物 100、200mg/kg 灌胃对 2，4，6- 三硝基氯苯所致的小鼠接触性皮炎诱导相和效应相有明显的抑制作用。本品处方水提物 200、400mg/kg 灌胃对二甲苯及蛋清所致小鼠炎症无抑制作用，表明其免疫抑制作用可能是抑制效应 T 细胞的形成及其释放淋巴因子[1]。二妙散煎剂能延长植皮小鼠皮片的半数生存期，降低外周血 T 细胞值和脾指数，表明其对细胞免疫有抑制作用[2]。

【参考文献】

[1] 徐强，陈婷，朱梅芬，等．二妙散对迟发型变态反应的抑制作用．中国免疫学杂志，1993，9（4）：244．

[2] 邱全瑛，杨燕玲．二妙散对植皮小鼠细胞免疫功能的影响．中国病理生理杂志，1994，10（1）：34．

四妙丸

【处方】 苍术、牛膝、黄柏、薏苡仁。

【功能与主治】清热利湿。用于湿热下注所致的痹病，症见足膝红肿，筋骨疼痛。

【用法与用量】口服。一次 6g，一日 2 次。

【注意事项】

1．孕妇慎用。

2．风寒湿痹，虚寒痿证，带下，阴虚者等忌用。

3．服药期间饮食宜用清淡易消化之品，忌饮酒，忌食鱼腥、辛辣、油腻之品。

【规格】每 15 粒重 1g。

【贮藏】密封。

湿热痹颗粒（片）

【处方】苍术、黄柏、粉萆薢、薏苡仁、汉防己、连翘、川牛膝、地龙、防风、威灵仙、忍冬藤、桑枝。

【功能与主治】祛风除湿，清热消肿，通络定痛。用于湿热阻络所致的痹病，症见肌肉或关节红肿热痛，有沉重感，步履艰难，发热，口渴不欲饮，小便色黄。

【用法与用量】

颗粒剂：开水冲服。一次 1 袋，一日 3 次。

片剂：口服。一次 6 片，一日 3 次。

【禁忌】孕妇禁用。

【注意事项】

1．本品清热利湿，寒湿痹阻及脾胃虚寒者忌用。

2．过敏体质者慎用。

3．服药期间，宜食用清淡易消化之品，忌食辛辣油腻之品，宜忌酒，以免助热生湿。

【规格】

颗粒剂：每袋装（1）5g（减糖型），（2）3g（无糖型）。

片剂：每基片重 0.25g。

【贮藏】 密封。

【药理毒理】 湿热痹颗粒有抗炎镇痛作用。

湿热痹颗粒能抑制醋酸所致的小鼠腹腔毛细血管通透性增高及二甲苯所引起的耳郭肿胀；显著减轻类风湿关节炎模型大鼠足爪肿胀程度、降低外周血白细胞数目及关节炎症积分[1]。

【参考文献】

[1] 辛增辉，季春，肖丹，等．湿热痹颗粒镇痛抗炎作用的实验研究．中药新药与临床药理，2009，20（2）：123.

知柏地黄丸（颗粒、胶囊、片）

【处方】 知母、黄柏、熟地黄、山茱萸（制）、牡丹皮、山药、茯苓、泽泻。

【功能与主治】 滋阴降火。用于阴虚火旺，潮热盗汗，口干咽痛，耳鸣遗精，小便短赤。

【用法与用量】

丸剂：口服。大蜜丸一次1丸，一日2次；浓缩丸一次8丸，一日3次；水蜜丸一次6g，一日2次；小蜜丸一次9g，一日2次。

颗粒剂：口服。一次1袋，一日2次。

胶囊：口服。一次6g，一日2次。

片剂：口服。一次 6 片，一日 4 次。

【注意事项】

1．孕妇慎服。

2．虚寒性病证患者不适用，其表现为怕冷，手足凉，喜热饮。

3．不宜和感冒类药同时服用。

4．本品宜空腹或饭前服用，开水或淡盐水送服。

5．对本品过敏者慎用。

6．服药 1 周症状无改善，应去医院就诊。

7．药品性状发生改变时禁止服用。

【规格】

丸剂：大蜜丸，每丸重 9g；浓缩丸，每 10 丸重 1.7g，每 8 丸相当于原生药 3g；水蜜丸，每袋装 6g，每瓶装 60g；小蜜丸，每袋装 9g。

颗粒剂：每袋重 8g。

胶囊：每粒装 0.4g。

片剂：每片重 0.2g。

【贮藏】密封。

祖师麻片

参见"肾虚督寒证常用中成药品种"。

盘龙七片

参见"肾虚督寒证常用中成药品种"。

痹祺胶囊

参见"肾虚督寒证常用中成药品种"。

附二

治疗强直性脊柱炎的常用中成药简表

证型	药物名称	功能	主治病证	用法用量	备注
肾虚督寒证	金乌骨通胶囊	滋补肝肾，祛风除湿，活血通络。	用于肝肾不足，风寒湿痹引起的腰腿酸痛，肢体麻木。	口服。一次3粒，一日3次。	医保
	天麻壮骨丸	祛风除湿，活血通络，补肝肾，强腰膝。	用于风湿阻络，偏正头痛，头晕，风湿痹痛，腰膝酸软，四肢麻木。	口服。一次4丸，一日3次。	医保
	尪痹颗粒（胶囊、片）	补肝肾，强筋骨，祛风湿，通经络。	用于肝肾不足，风湿阻络所致的尪痹，症见肌肉关节疼痛，局部肿大、僵硬畸形，屈伸不利，腰膝瘦软，畏寒乏力；类风湿关节炎见上述证候者。	颗粒剂：开水冲服。规格（1）、（2）一次6g，一日3次。胶囊：口服。一次5粒，一日3次。片剂：口服。规格（1）一次7~8片，规格（2）一次4片，一日3次。	颗粒剂：基药，医保；胶囊：基药，医保；片剂：基药，医保
	金匮肾气丸（片）	温补肾阳，化气行水。	用于肾虚水肿，腰膝酸软，小便不利，畏寒肢冷。	丸剂：口服。大蜜丸一次1丸，水蜜丸一次4~5g（20~25粒），一日2次。片剂：口服。一次4片，一日2次。	丸剂：医保，基药；片剂：医保，基药

证型	药物名称	功能	主治病证	用法用量	备注
肾虚督寒证	壮腰健肾丸	壮腰健肾，养血，祛风湿。	用于肾亏腰痛，膝软无力，小便频数，风湿骨痛，神经衰弱。	口服。一次3.6g，一日2～3次。	医保
	祖师麻片	祛风除湿，活血止痛。	用于风湿痹症，关节炎，类风湿关节炎。	口服。一次3片，一日3次，温黄酒或温开水送服。	医保
	益肾蠲痹丸	温补肾阳，益肾壮督，搜风剔邪，蠲痹通络。	用于症见发热，关节疼痛、肿大、红肿热痛、屈伸不利，肌肉疼痛，瘦削或僵硬、畸形的顽痹（类风湿关节炎）。	口服。一次8g，剧烈疼痛时可加至12g，一日3次，饭后温开水送服。	医保
	盘龙七片	活血化瘀，祛风除湿，消肿止痛。	用于风湿性关节炎，腰肌劳损，骨折及软组织损伤。	口服。一次3～4片，一日3次。	医保
	痹祺胶囊	益气养血，活血通络，祛风止痛。	用于腰肌劳损，症见肌肉关节酸痛无力，关节肿大变形或肌萎缩，气短，困倦。舌苔少，脉沉细无力。	口服。一次4粒，一日2～3次。	医保
肾虚湿热证	二妙丸	燥湿清热。	用于湿热下注，足膝红肿热痛，下肢丹毒，白带，阴囊湿痒。	口服。一次6～9g，一日2次。	医保
	四妙丸	清热利湿。	用于湿热下注所致的痹病，症见足膝红肿，筋骨疼痛。	口服。一次6g，一日2次。	医保

证型	药物名称	功能	主治病证	用法用量	备注
肾虚湿热证	湿热痹颗粒（片）	祛风除湿，清热消肿，通络定痛。	用于湿热阻络所致的痹病，症见肌肉或关节红肿热痛，有沉重感，步履艰难，发热，口渴不欲饮，小便色黄。	颗粒剂：开水冲服。一次1袋，一日3次。 片剂：口服。一次6片，一日3次。	颗粒剂：医保 片剂：医保
	知柏地黄丸（颗粒、胶囊、片）	滋阴降火。	用于阴虚火旺，潮热盗汗，口干咽痛，耳鸣遗精，小便短赤。	丸剂：口服。大蜜丸一次1丸，一日2次；浓缩丸一次8丸，一日3次；水蜜丸一次6g，一日2次；小蜜丸一次9g，一日2次。 颗粒剂：口服。一次1袋，一日2次。 胶囊：口服。一次6g，一日2次。 片剂：口服。一次6片，一日4次。	丸剂：医保，基药 颗粒剂：医保 胶囊：医保 片剂：医保
	祖师麻片	见150页	同前	同前	同前
	盘龙七片	见150页	同前	同前	同前
	痹祺胶囊	见150页	同前	同前	同前

干燥综合征

    干燥综合征是一种以外分泌腺大量淋巴细胞浸润为主的系统性结缔组织病，主要侵犯泪腺和唾液腺，以眼和口腔干燥为主症。本病有原发性和继发性两类，前者除有口、眼干燥外，多有其他系统受损，以肺间质改变、肾小管酸中毒为多见；后者常与另一种肯定的结缔组织病共存，最常见的为类风湿关节炎，其次为系统性红斑狼疮、硬皮病、皮肌炎等。本病病因尚不明确，一般认为是一种以淋巴细胞浸润为病理基础的自身免疫病，与自身免疫、感染、遗传等因素有关。本病任何年龄都可发病，多发于 40 岁以上的妇女，男女之比为 1 ∶ 9 ~ 20，患病率约为 0.29% ~ 0.77%。

    干燥综合征早期，口眼干燥不易被人重视，其病程长、易误诊，临床表现多种多样，比较复杂。除唾液腺及泪腺最易受累外，其他内脏也可受累。可以累及呼吸系统、消化系统、神经系统、淋巴系统、内分泌系统、肾脏、血液以及关节肌肉等。

    理化检查：25% 的患者正细胞正色素性贫血，30% 的患者有白细胞减少，25% 有轻度嗜酸细胞增多，90% 患者血沉增快，抗人球蛋白实验可阳性，70% 以上的患者类风湿因子阳性，抗核抗体中抗 SSA 或抗 SSB 阳性，阳性率 50% ~ 80%，免疫复合物增高，血清补体正常或增高，如合并血管炎则可降低。唇腺活检，其特征性病理改变为腺体内呈大量淋巴细胞浸润。其他部位外分泌腺可有同样变化，引起相应组织的功能障碍。Schirmer 实验（＋）（≤ 5mm/5min），唾液流率（＋）（≤ 1.5ml/15min）。

诊断标准：

（一）干燥综合征国际分类标准（2002）（略）

（二）诊断具体条例

1．原发性干燥综合征无任何潜在疾病情况下，按下述 2 条诊断：（1）符合上述标准中 4 条或 4 条以上，但条目 4（组织学检查）和条目 6（自身抗体）至少有 1 条阳性。（2）标准中第 3、4、5、6 的 4 条中任何 3 条阳性。

2．继发性干燥综合征患者有潜在的疾病（如任何一种结缔组织病），符合条目 1 和 2 中任何 1 条，同时符合条目 3、4、5 中任何 2 条。

3．诊断 1 或 2 者必须除外：颈、头面部放疗史，丙型肝炎病毒感染，艾滋病，淋巴瘤，结节病，移植物抗宿主病，抗乙酰胆碱药的应用（如阿托品、莨菪碱、溴丙胺太林、颠茄等）。

现代医学临床常根据病情酌情采用替代和对症治疗，以改善症状、控制和延缓因免疫反应而引起的组织器官损害及继发性感染等。如合并多系统损害时可用糖皮质激素治疗或联合应用免疫抑制剂。

本病在中医学文献中无相似病名记载，20 世纪 80 年代由国医大师路志正教授首先提出"燥痹"病名，得到了广泛认可。本病起病隐袭，病因多端，既有内因致病，又有外邪侵犯。本病的基本病机为气阴两虚为本，瘀血、热毒、燥邪为标。其病位在口、眼、鼻、咽等清窍，皮肤黏膜，肌肉关节，甚可累及脏腑。

一、中医病因病机分析及常见证型

本病起病隐袭，病因多端，既有内因致病，又有外邪侵犯，具有病程长，病情复杂多变，治疗不易速效的特点，可涉及肺、脾、胃、肝、肾等多个脏腑功能的失调。中医主要从四个因素考虑：禀赋不足、正虚感邪、情志劳倦、痰浊瘀血。

干燥综合征是因人体津液亏损，造成局部或全身出现以干燥为主要特征的病证。病情由表及里，由浅入深，可致多脏器受损。其临床辨证，首当辨其虚实表里。大抵感受外邪（燥热之邪）致病者，多属表属实，起病急，病程短。而先天禀赋不足，年老体弱，失治误治，久病及里者，耗伤肺、肾、肝、脾、胃之阴液，致阴虚津亏者，属里属虚，起病缓慢，病程较长。里虚证再复感外邪者，多属虚中夹实之证。临床详辨主次，分别论治。

常见证型：燥邪犯肺证、阴虚内热证、气阴两虚证、阳虚津凝证、气血瘀阻证。

二、辨证选择中成药

1. 燥邪犯肺证

【临床表现】口鼻干燥，或伴反复腮腺肿痛，或发作性口腔溃疡，干咳无痰或痰少黏稠，难以咯出，常伴有胸痛、发热头痛、周身不爽等；舌红苔薄黄而干，脉细数。

【辨证要点】干咳，鼻干，口干，咽干，腮腺肿，发作性口腔溃疡，皮毛干，无阴虚内热。

【病机简析】本证是以外感燥邪或因风热之邪耗伤津液以致肺燥，可见于单纯干燥综合征患者，多发于春夏及初秋，临床突出一个"干"字，而与肺阴虚证表现的"干"有所不同，肺阴虚证是由病久未愈而体弱汗出太过，或因邪热燥气损耗肺阴，肺津不布，失其滋润而成，临床表现为阴虚内热之象，与本证不同。

【治法】 清肺润燥，宣肺布津。

【辨证选药】 羚羊清肺丸（颗粒）合养阴清肺丸（膏、颗粒），蜜炼川贝枇杷膏。

此类中成药常选用桑叶、百合、生石膏、沙参、麦冬等清宣燥热，滋润肺阴；枇杷叶、杏仁等宣利肺气；玄参、生地、熟地等滋肾壮水，金水相生；茯苓、人参、炙甘草等益气和中，培土生金；陈皮、半夏等理气化痰；从而达到清肺润燥，宣肺布津的作用。

2. 阴虚内热证

【临床表现】 口燥咽干，频频饮水，口角干裂，两眼干涩无泪，皮肤皲裂、粗糙脱屑，毛发枯槁不荣，肌肉瘦削，手足心热，心烦失眠，大便燥结，妇女阴道干涩；舌质红绛，舌干燥少津，脉细数。

【辨证要点】 口干，咽干，两眼干涩无泪，皮毛干，手足心热，心烦失眠，大便燥结，妇女阴道干涩；舌干燥少津，脉细数。

【病机简析】 本证是干燥综合征最常见的证候，多为阴虚体质的人，或久病、年高等致使津液内耗，阴液不足而导致，主要涉及脾、肝、肾阴虚，间有涉及肺胃阴虚。

【治法】 养阴生津，润燥清热。

【辨证选药】 杞菊地黄丸（胶囊、片），知柏地黄丸（颗粒、胶囊、片）或大补阴丸。

肾为人体一身阴液之本，故此类中成药常以六味地黄丸类方为主，并补肝脾肾三阴，同利泄脾湿肾浊相火，以达养阴生津，润燥清热的作用。

3. 气阴两虚证

【临床表现】 口眼干燥，唇干皲揭，进干食困难，关节酸痛，头晕低热，神疲乏力，胃脘不适，纳差便溏，肢端欠温，易患外感；舌淡胖，舌边有齿痕，少苔，脉虚细无力。

【辨证要点】 口眼干、唇干、低热，神疲乏力，胃脘不适，纳差便溏，肢端欠温，易患外感；舌淡胖，舌边有齿痕，少苔，脉虚细无力。

【病机简析】 本证多由久病缠绵，阴虚内燥，累及于气所致。气能生津，故气虚则津损，津亏则阴耗，气虚阴伤，机体失润，而出现此类证候。

【治法】 益气养阴，增液润燥。

【辨证选药】 生脉饮（颗粒、胶囊）合补中益气丸（颗粒）。

此类中成药常选用生黄芪、党参、白术、茯苓等补气健脾；柴胡、升麻、葛根等升提清阳；麦冬、五味子、天花粉等益阴固津；陈皮、佛手等理气降浊，从而达到益气养阴，增液润燥的作用。

4. 阳虚津凝证

【临床表现】 口眼干燥，体倦神疲，少气懒言，手足畏冷，心悸水肿，腰酸膝软，尿清便溏，关节肿痛不温；舌质淡嫩，舌体胖大有齿痕，脉迟缓无力。

【辨证要点】 口眼干，体倦神疲，少气懒言，手足畏冷，腰酸膝软，尿清便溏，关节肿痛不温；舌质淡嫩，舌体胖大有齿痕，脉迟缓无力。

【病机简析】本证临床较少见。多见于禀赋阳虚气弱者，或病程迁延日久，阴液亏虚，阴损及阳转化而成。

【治法】温阳育阴，益气布津。

【辨证选药】金匮肾气丸（片），右归丸（胶囊）。

此类中成药常选用附子、桂枝、鹿角胶、当归等补肾温阳，益精养血；地黄、天冬、麦冬、女贞子、枸杞等滋阴补肾；山萸肉、山药等养脾益精；菟丝子、杜仲等补肝肾，强腰膝，从而达到温阳育阴，益气布津的作用。

5. 气血瘀阻证

【临床表现】口干咽燥，眼干目涩，四肢关节疼痛或屈伸不利，肌肤甲错，皮下结节或红斑触痛，皮肤紫癜，腮腺肿大发硬日久不消，肝脾肿大，妇女兼见月经量少或闭经；舌质紫黯，或有瘀点瘀斑，苔少或无苔，舌下脉络瘀曲，脉细涩。

【辨证要点】四肢关节疼痛或屈伸不利，肌肤甲错，皮下结节或红斑触痛，皮肤紫癜，妇女兼见月经量少或闭经；舌质紫黯，或有瘀点瘀斑，苔少或无苔，舌下脉络瘀曲，脉细涩。

【病机简析】本证可单独存在，但往往与前述各证兼夹出现，治以活血化瘀为主，瘀去则气机调畅，燥去津回。

【治法】活血化瘀，养阴生津。

【辨证选药】血府逐瘀丸（口服液、胶囊），大黄䗪虫丸（胶囊），复方丹参片（胶囊、颗粒、滴丸）。

此类中成药常选用当归、赤芍、桃仁、红花、鸡血藤、丹参、生地等养血活血；柴胡、枳壳、牛膝等理气通脉；水蛭、穿山甲等破瘀消癥，从而达到活血化瘀，养阴生津的作用。

三、用药注意

临床选药必须以辨证论治的思想为指导，针对不同证型，选择与其相对证的药物，才能收到较为满意的疗效。另外治疗干燥综合征的药物偏于益气养阴润燥，故患者出现大便溏稀，甚至腹泻，需咨询医师，调整用药。患者还需避风寒，防感染；饮食宜清淡，切忌肥甘油腻及寒凉食物，以防影响药效的发挥。药品贮藏宜得当，存于阴凉干燥处，药品性状发生改变时禁止服用。药品必须妥善保管，放在儿童不能接触的地方，以防发生意外。儿童若需用药，务请咨询医师，并必须在成人的监护下使用。对于具体药品的饮食禁忌、配伍禁忌、妊娠禁忌、证候禁忌、病证禁忌、特殊体质禁忌、特殊人群禁忌等，各药品内容中均有详细介绍，用药前务必仔细阅读。

附一

常用治疗干燥综合征的中成药药品介绍

（一）燥邪犯肺证常用中成药品种

羚羊清肺丸（颗粒）

【处方】 浙贝母、桑白皮（蜜炙）、前胡、麦冬、天冬等。

【功能与主治】 清肺利咽，清瘟止嗽。用于肺胃热盛，感受时邪，身热头晕，四肢酸懒，咳嗽痰盛，咽喉肿痛，鼻衄咳血，口干舌燥。

【用法与用量】

丸剂：口服。一次 1 丸，一日 3 次。

颗粒剂：开水冲服。一次 1 袋，一日 3 次。

【禁忌】尚不明确。

【注意事项】

1．本品性状发生改变时禁用。

2．请将此药品放在儿童不能接触的地方。

【规格】

丸剂：每丸重 6g。

颗粒剂：每袋装 6g。

【贮藏】密封。

养阴清肺丸（膏、颗粒）

【处方】地黄、麦冬、玄参、川贝母、白芍、牡丹皮、薄荷、甘草。

【功能与主治】养阴润燥，清肺利咽。用于阴虚肺燥，咽喉干痛，干咳少痰或痰中带血。

【用法与用量】

丸剂：口服。大蜜丸一次 1 丸，水蜜丸一次 6g，一日 2 次。

煎膏：口服。一次 10 ~ 20ml，一日 2 ~ 3 次。

颗粒剂：开水冲服。一次 1 袋，一日 2 次。

【禁忌】对本品过敏者禁用。

【注意事项】

1．忌烟、酒及辛辣、生冷、油腻食物。

2．支气管扩张、肺脓疡、肺心病、肺结核患者出现咳嗽时应去医院就诊。

3. 糖尿病患者及有高血压、心脏病、肝病、肾病等慢性病严重者应在医师指导下服用。

4. 儿童、孕妇、哺乳期妇女、年老体弱者应在医师指导下服用。

5. 服药期间，若患者体温超过38.5℃，或出现喘促气急者，或咳嗽加重、痰量明显增多者应去医院就诊。

6. 服药7天症状无缓解，应去医院就诊。

7. 对本品过敏者禁用，过敏体质者慎用。

8. 本品性状发生改变时禁止使用。

【规格】

丸剂：（1）每丸重9g，（2）每100粒重10g。

煎膏：每瓶装（1）50g，（2）150g，（3）80ml，（4）100ml。

颗粒剂：每袋装（1）6g，（2）15g。

【贮藏】 密封，置阴凉处。

蜜炼川贝枇杷膏

【处方】 川贝母、枇杷叶、水半夏、桔梗、薄荷脑、陈皮、北沙参、五味子、款冬花、杏仁水。

【功能与主治】 清热润肺，止咳平喘，理气化痰。适用于肺燥之咳嗽，痰多，胸闷，咽喉痛痒，声音沙哑。

【用法与用量】 口服。一次15ml，一日3次。

【禁忌】 糖尿病患者忌用。

【注意事项】

1. 忌烟、酒及辛辣、生冷、油腻食物。

2．患有肝病、肾病等慢性病严重者应在医师指导下服用。

3．服用1周病情无改善，或服药期间症状加重者，应停止服用并去医院就诊。

4．对本品过敏者禁用，过敏体质者慎用。

5．本品性状发生改变时禁止使用。

6．儿童必须在成人监护下使用。

7．请将本品放在儿童不能接触的地方。

8．如正在使用其他药品，使用本品前请咨询医师或药师。

【规格】每瓶装（1）138g，（2）345g，（3）66g，（4）110g。

【贮藏】密封。

（二）阴虚内热证常用中成药品种

杞菊地黄丸（胶囊、片）

【处方】茯苓、枸杞子、菊花、牡丹皮、山药、山茱萸、熟地黄、泽泻。

【功能与主治】滋肾养肝。用于肝肾阴亏，眩晕耳鸣，羞明畏光，迎风流泪，视物昏花。

【用法与用量】

丸剂：口服。规格（1）大蜜丸，一次1丸，一日2次；规格（2）浓缩丸，一次8丸，一日3次；规格（3）水蜜丸，一次6g，一日2次；规格（4）小蜜丸，一次9g，一日2次；规格（5）、（6）小蜜丸，一次6g，一日2次。

胶囊：口服。一次5～6粒，一日3次。

片剂：口服。一次3～4片，一日3次。

【注意事项】

1．儿童及青年患者应去医院就诊。

2．脾胃虚寒，大便稀溏者慎用。

3．用药 2 周后症状未改善者，应去医院就诊。

4．按照用法用量服用。

5．药品性状发生改变时禁止服用。

6．儿童必须在成人的监护下使用。

7．请将此药品放在儿童不能接触的地方。

8．如正在服用其他药品，使用本品前请咨询医师或药师。

【规格】

丸剂：（1）每丸重 9g，（2）每 8 丸相当于原药材 3g，（3）每袋装 6g，（4）每袋装 9g，（5）每瓶装 60g，（6）每瓶装 120g。

胶囊：每粒装 0.3g。

片剂：每片重 0.3g。

【贮藏】 密封，置于阴凉处。

知柏地黄丸（颗粒、胶囊、片）

【处方】 知母、黄柏、熟地黄、山茱萸（制）、牡丹皮、山药、茯苓、泽泻。

【功能与主治】 滋阴降火。用于阴虚火旺，潮热盗汗，口干咽痛，耳鸣遗精，小便短赤。

【用法与用量】

丸剂：口服。规格（1）大蜜丸，一次 1 丸，一日 2 次；规格（2）、（3）浓缩丸，一次 8 丸，一日 3 次；规格（4）、（5）水蜜丸，一次 6g，一日 2 次；规格（6）小蜜丸，一次 9g，一日 2 次。

颗粒剂：开水冲服。一次 1 袋，一日 2 次。

胶囊：口服。一次 6g，一日 2 次。

片剂：口服。一次 6 片，一日 4 次。

【注意事项】

1．孕妇慎服。

2．虚寒性病证患者不适用，其表现为怕冷，手足凉，喜热饮。

3．不宜和感冒类药同时服用。

4．本品宜空腹或饭前服，用开水或淡盐水送服。

5．对本品过敏者慎用。

6．服药 1 周症状无改善，应去医院就诊。

7．药品性状发生改变时禁止服用。

【规格】

丸剂：（1）每丸重 9g，（2）每 10 丸重 1.7g，（3）每 8 丸相当于原生药 3g，（4）每袋装 6g，（5）每瓶装 60g，（6）每袋装 9g。

颗粒剂：每袋重 8g。

胶囊：每粒装 0.4g。

片剂：每片重 0.2g。

【贮藏】密封。

大补阴丸

【处方】熟地黄 120g 、知母（盐炒）80g 、黄柏（盐炒）80g、龟板（制）120g 、猪脊髓 160g 。

【功能与主治】滋阴降火。用于阴虚火旺，潮热盗汗，咳嗽，耳鸣遗精。

【用法与用量】口服。一次1丸，一日2次。

【注意事项】

1．忌不易消化食物。

2．感冒发热患者不宜服用。

3．有高血压、心脏病、肝病、糖尿病、肾病等慢性病严重者应在医师指导下服用。

4．儿童、孕妇、哺乳期妇女应在医师指导下服用。

5．服药4周症状无缓解，应去医院就诊。

6．对本品过敏者禁用，过敏体质者慎用。

7．本品性状发生改变时禁止使用。

【规格】大蜜丸，每丸重9g。

【贮藏】密封。

（三）气阴两虚证常用中成药品种

生脉饮（颗粒、胶囊）

【处方】红参、麦冬、五味子。

【功能与主治】益气复脉，养阴生津。用于气阴两亏，心悸气短，脉微自汗。

【用法与用量】

合剂：口服。一次10ml，一日3次。

颗粒剂：开水冲服。规格（1）一次2g，规格（2）一次10g，一日3次。

胶囊：口服。规格（1）、（2）一次3粒，一日3次。

【禁忌】 尚不明确。

【注意事项】

1．忌不易消化食物。

2．感冒发热患者不宜服用。

3．糖尿病患者及有高血压、心脏病、肝病、肾病等慢性病严重者应在医师指导下服用。

4．儿童、孕妇、哺乳期妇女应在医师指导下服用。

5．心悸气短严重者应去医院就诊。

6．服药4周症状无缓解，应去医院就诊。

7．对本品过敏者禁用，过敏体质者慎用。

【规格】

合剂：每支装10ml。

胶囊：每粒装（1）0.3g，（2）0.35g。

颗粒剂：每袋装（1）2g，（2）10g。

【贮藏】 密封。

【临床报道】 生脉饮加味治疗气阴两虚证干燥综合征11例，总有效率81.81%[1]。

【参考文献】

[1] 李贵安，陈爱林，王素芝.中医辨证分型治疗干燥综合征56例 [J].陕西中医，2007，28（2）：168-169.

补中益气丸（颗粒）

【处方】 炙黄芪、党参、白术（炒）、当归、升麻、柴胡、陈皮、炙甘草。

【功能与主治】 补中益气，升阳举陷。用于脾胃虚弱、中气下陷所致的泄泻，脱肛，阴挺，症见体倦乏力，食少腹胀，便溏久泻，肛门下坠或脱肛，子宫脱垂。

【用法与用量】

丸剂：口服。大蜜丸一次 1 丸，一日 2 ～ 3 次；浓缩丸一次8 ～ 10 丸，一日 3 次；水丸一次 6g，一日 2 ～ 3 次。

颗粒剂：开水冲服。一次 3g，一日 2 ～ 3 次。

【禁忌】尚不明确。

【注意事项】

1．忌不易消化食物。

2．感冒发热患者不宜服用。

3．有高血压、心脏病、肝病、糖尿病、肾病等慢性病严重者应在医师指导下服用。

4．儿童、孕妇、哺乳期妇女应在医师指导下服用。

5．服药 4 周症状无缓解，应去医院就诊。

6．对本品过敏者禁用，过敏体质者慎用。

7．本品性状发生改变时禁止使用。

【规格】

丸剂：大蜜丸，每丸重 9g；浓缩丸，每 8 丸相当于原生药3g；水丸，每瓶装 60g。

颗粒剂：每袋装 3g。

【贮藏】密封。

（四）阳虚津凝证常用中成药品种

金匮肾气丸（片）

【处方】地黄、茯苓、山药、山茱萸（酒炙）、牡丹皮、泽泻、桂枝、牛膝（去头）、车前子（盐炙）、附子（炙）。

【功能与主治】温补肾阳，化气行水。用于肾虚水肿，腰膝酸软，小便不利，畏寒肢冷。

【用法与用量】

丸剂：口服。大蜜丸一次 1 丸，水蜜丸一次 4 ~ 5g（20 ~ 25 粒），一日 2 次。

片剂：口服。一次 4 片，一日 2 次。

【禁忌】孕妇忌服。

【注意事项】

1. 忌房欲、气恼。

2. 忌食生冷食物。

【规格】

丸剂：大蜜丸，每丸重 6g；水蜜丸，每 5 丸重 1g。

片剂：每片重 0.27g。

【贮藏】密闭，置室内阴凉干燥处。

右归丸（胶囊）

【处方】当归、杜仲、附子、枸杞子、鹿角胶、肉桂、山药、山茱萸、熟地黄、菟丝子。

【功能与主治】温补肾阳，填精止遗。用于肾阳不足，命门火衰，腰膝酸冷，精神不振，怯寒畏冷，阳痿遗精，大便溏薄，尿频而清。

【用法与用量】

丸剂：口服。成人一次 1 丸，一日 2 ~ 3 次；7 岁以下儿童用量减半。

胶囊：口服。一次 4 粒，一日 3 次。

【注意事项】 忌食生冷，肾虚有湿浊者不宜应用。

【规格】

丸剂：大蜜丸，每丸重 9g。

胶囊：每粒装 0.45g。

【贮藏】 密封，防潮。

（五）气血瘀阻证常用中成药品种

血府逐瘀丸（口服液、胶囊）

【处方】 柴胡、当归、地黄、赤芍、红花、炒桃仁、麸炒枳壳、甘草、川芎、牛膝、桔梗。

【功能与主治】 活血祛瘀，行气止痛。用于气滞血瘀所致的胸痹、头痛日久、痛如针刺而有定处，内热烦闷，心悸失眠，急躁易怒。

【用法与用量】

丸剂：空腹，用红糖水送服。规格（1）大蜜丸，一次 1 ~ 2 丸；规格（2）水蜜丸，一次 6 ~ 12g；规格（3）水丸，一次 1 ~ 2 袋；规格（4）小蜜丸，一次 9 ~ 18g（45 ~ 90 丸），一日 2 次。

口服液：口服。一次 20ml，一日 2 次。

胶囊：口服。一次 6 粒，一日 2 次，1 个月为一疗程。

【禁忌】 孕妇忌服。

【注意事项】 尚不明确。

【规格】

丸剂：（1）每丸重 9g，（2）每 60 粒重 6g，（3）每 67 丸约重

1g,（4）每 100 丸重 20g。

口服液：每支装 10ml。

胶囊：每粒重 0.4g。

【贮藏】密封，置阴凉处。

大黄䗪虫丸（胶囊）

【处方】熟大黄、土鳖虫（炒）、水蛭（制）、虻虫（去翅足、炒）、蛴螬（炒）、干漆（煅）、桃仁、苦杏仁（炒）、黄芩、地黄、白芍、甘草。

【功能与主治】活血破瘀，通经消癥。用于瘀血内停所致癥瘕，闭经，症见腹部肿块，肌肤甲错，面色黧黑，潮热羸瘦，经闭不行。

【用法与用量】

丸剂：口服。一次 1 丸，一日 1 ~ 2 次。

胶囊：口服。一次 5 粒，一日 2 次。

【禁忌】孕妇禁用，皮肤过敏者停服。

【注意事项】临床偶有过敏反应，患者皮肤出现潮红、发痒，停药后即消失。初服时有的病例有轻泻作用，1 周后能消失。有出血倾向者可加重齿龈出血或鼻衄。

【规格】

胶囊：每粒装 0.4g。

丸剂：每丸重 3g。

【贮藏】密封。

【临床报道】大黄䗪虫丸治疗干燥综合征 35 例，辨证分为肝肾阴虚、气虚少津、瘀血阻络等证，以大黄䗪虫丸为主药治疗。

其中肝肾阴虚者配杞菊地黄丸，气虚津伤者配生脉饮。显效 12 例，有效 16 例，无效 7 例，总有效率为 80%[1]。

【参考文献】

[1] 李新一.大黄䗪虫丸治疗干燥综合征 35 例观察 [J].黑龙江中医药，2001，6：31-14.

复方丹参片（胶囊、颗粒、滴丸）

【处方】 丹参、三七、冰片。

【功能与主治】 活血化瘀，理气止痛。用于气滞血瘀所致的胸痹，症见胸闷、心前区刺痛；冠心病心绞痛见上述证候者。

【用法与用量】

片剂：口服。规格（1）、（3）一次 3 片，规格（2）一次 1 片，一日 3 次。

胶囊：口服。一次 3 粒，一日 3 次。

颗粒剂：口服。一次 1 袋，一日 3 次。

滴丸：吞服或舌下含服。规格（1）、（2）一次 10 丸，一日 3 次，28 天为一疗程；或遵医嘱。

【禁忌】 尚不明确。

【注意事项】 孕妇慎用。

【规格】

片剂：（1）薄膜衣小片，每片重 0.32g（相当于饮片 0.6g）；（2）薄膜衣大片，每片重 0.8g（相当于饮片 1.8g）；（3）糖衣片，每片相当于饮片 0.6g。

胶囊：每粒装 0.3g。

颗粒剂：每袋装 1g。

滴丸：（1）每丸重 25mg；（2）薄膜衣滴丸，每丸重 27mg。

【贮藏】密闭，室温保存。

附二

治疗干燥综合征的常用中成药简表

证型	药物名称	功能	主治病证	用法用量	备注
燥邪犯肺证	羚羊清肺丸（颗粒）	清肺利咽，清瘟止嗽。	用于肺胃热盛，感受时邪，身热头晕，四肢酸懒，咳嗽痰盛，咽喉肿痛，鼻衄咳血，口干舌燥。	丸剂：口服。一次 1 丸，一日 3 次。颗粒剂：开水冲服。一次 1 袋，一日 3 次。	丸剂：药典颗粒剂：药典
	养阴清肺丸（膏、颗粒）	养阴润燥，清肺利咽。	用于阴虚肺燥，咽喉干痛，干咳少痰或痰中带血。	丸剂：口服。大蜜丸一次 1 丸，水蜜丸一次 6g，一日 2 次。煎膏：口服。一次 10～20ml，一日 2～3 次。颗粒剂：开水冲服。一次 1 袋，一日 2 次。	丸剂：药典，基药，医保膏剂：药典，医保，基药颗粒剂：基药
	蜜炼川贝枇杷膏	清热润肺，止咳平喘，理气化痰。	适用于肺燥之咳嗽，痰多，胸闷，咽喉痛痒，声音沙哑。	口服。一次 15ml，一日 3 次。	医保
阴虚内热证	杞菊地黄丸（胶囊、片）	滋肾养肝。	用于肝肾阴亏，眩晕耳鸣，羞明畏光，迎风流泪，视物昏花。	丸剂：口服。规格（1）大蜜丸，一次 1 丸，一日 2 次；规格（2）浓缩丸，一次 8 丸，一日 3 次；规格（3）水蜜丸，一次 6g，一日 2 次；规格（4）小蜜丸，一次 9g，一日 2 次；规格（5）、（6）小蜜丸，一次 6g，一日 2 次。片剂：口服。一次 3～4 片，一日 3 次。胶囊：口服。一次 5～6 粒，一日 3 次。	丸剂：药典，基药胶囊：药典，基药，医保片剂：药典，基药，医保

证型	药物名称	功能	主治病证	用法用量	备注
阴虚内热证	知柏地黄丸（颗粒、胶囊、片）	滋阴降火。	用于阴虚火旺，潮热盗汗，口干咽痛，耳鸣遗精，小便短赤。	丸剂：口服。规格（1）大蜜丸，一次1丸，一日2次；规格（2）、（3）浓缩丸，一次8丸，一日3次；规格（4）、（5）水蜜丸，一次6g，一日2次；规格（6）小蜜丸，一次9g，一日2次。颗粒剂：开水冲服。一次1袋，一日2次。胶囊：口服。一次6g，一日2次。片剂：口服。一次6片，一日4次。	丸剂：医保，基药颗粒剂：医保胶囊：医保片剂：医保
	大补阴丸	滋阴降火。	用于阴虚火旺，潮热盗汗，咳嗽，耳鸣遗精。	口服。一次1丸，一日2次。	药典，医保
气阴两虚证	生脉饮（颗粒、胶囊）	益气复脉，养阴生津。	用于气阴两亏，心悸气短，脉微自汗。	合剂：口服。一次10ml，一日3次。颗粒剂：开水冲服。规格（1）一次2g，规格（2）一次10g，一日3次。胶囊：口服。规格（1）、（2）一次3粒，一日3次。	胶囊：药典，基药，医保口服液：药典颗粒剂：基药，医保
	补中益气丸（颗粒）	补中益气，升阳举陷。	用于脾胃虚弱、中气下陷所致的泄泻、脱肛、阴挺，症见体倦乏力、食少腹胀、便溏久泻、肛门下坠或脱肛、子宫脱垂。	丸剂：口服。大蜜丸一次1丸，一日2～3次；浓缩丸一次8～10丸，一日3次；水丸一次6g，一日2～3次。颗粒剂：开水冲服。一次3g，一日2～3次。	丸剂：药典颗粒：基药，医保
阳虚津凝证	金匮肾气丸（片）	温补肾阳，化气行水。	用于肾虚水肿，腰膝酸软，小便不利，畏寒肢冷。	丸剂：口服。大蜜丸一次1丸，水蜜丸一次4～5g（20～25粒），一日2次。片剂：口服。一次4片，一日2次。	丸剂：基药，医保

证型	药物名称	功能	主治病证	用法用量	备注
阳虚津凝证	右归丸（胶囊）	温补肾阳，填精止遗。	用于肾阳不足，命门火衰，腰膝酸冷，精神不振，怯寒畏冷，阳痿遗精，大便溏薄，尿频而清。	丸剂：口服。成人一次1丸，一日2～3次；7岁以下儿童用量减半。胶囊：口服。一次4粒，一日3次。	丸剂：医保，药典胶囊：医保
气血瘀阻证	血府逐瘀丸（口服液、胶囊）	活血祛瘀，行气止痛。	用于气滞血瘀所致的胸痹、头痛日久、痛如针刺而有定处，内热烦闷，心悸失眠，急躁易怒。	丸剂：空腹，用红糖水送服。规格（1）大蜜丸，一次1～2丸；规格（2）水蜜丸，一次6～12g；规格（3）水丸，一次1～2袋；规格（4）小蜜丸，一次9～18g（45～90丸），一日2次。口服液：口服。一次20ml，一日2次。胶囊：口服。一次6粒，一日2次，1个月为一疗程。	丸剂：基药口服液：基药，医保胶囊：药典，基药，医保
	大黄䗪虫丸（胶囊）	活血破瘀，通经消癥。	用于瘀血内停所致的癥瘕、闭经，症见腹部肿块，肌肤甲错，面色黯黑，潮热羸瘦，经闭不行。	丸剂：口服。一次1丸，一日1～2次。胶囊：口服。一次5粒，一日2次。	丸剂：药典胶囊：医保
	复方丹参片（胶囊、颗粒、滴丸）	活血化瘀，理气止痛。	用于气滞血瘀所致的胸痹，症见胸闷、心前区刺痛；冠心病心绞痛见上述证候者。	片剂：口服。规格（1）、（3）一次3片，规格（2）一次1片，一日3次。胶囊：口服。一次3粒，一日3次。颗粒剂：口服。一次1袋，一日3次。滴丸：吞服或舌下含服。规格（1）、（2）一次10丸，一日3次，28天为一疗程；或遵医嘱。	片剂：药典，医保滴丸：药典，基药，医保颗粒剂：药典，基药胶囊：基药，医保

骨质疏松症

骨质疏松症是指由多种因素导致的以全身骨量减少，骨组织微结构破坏，骨骼脆性增加和容易发生骨折为主要特征的一种代谢性骨骼疾病。骨质疏松症可分为原发性和继发性两大类：原发性骨质疏松症病因不明，主要包括绝经后骨质疏松症、老年性或退行性骨质疏松症和特发性骨质疏松症。继发性骨质疏松症病因较多，如各种慢性病（肾衰竭、钙吸收不良综合征），各种药物（长期应用抗癫痫药、含铝的抗酸剂、糖皮质激素等）及长期高盐饮食所致的骨质疏松。

目前认为，原发性骨质疏松症的发生与激素调控、营养状态、物理因素、免疫情况及遗传等因素有关。与骨质疏松症发生有关的其他因素包括种族、地区、饮食习惯、遗传等。如种族差异，其发病率高低依次是白种人、黄种人、黑种人。有骨质疏松家族史、瘦矮型体质者、有烟酒嗜好者发病率均较高。

中医典籍中无"骨质疏松"这一病名。根据病因病机和临床表现，本病与中医的"骨枯"、"骨极"、"骨痿"、"骨痹"和"骨蚀"等极为相似，其中定性定位较准确的当属"骨痿"。

一、中医病因病机分析及常见证型

本病多由先天禀赋不足，后天调养失宜，久病失治，老年衰变，用药失当引发，基本病机是肾虚精亏，髓少骨枯骨痿。肾藏精，主骨生髓，肾精充足，则骨髓的生化有源，骨骼才能得到骨髓的充分滋养而坚固有力；若肾精虚少，骨髓的化源不足，不能濡养骨骼，便会出现骨骼脆弱乏力，引发骨质疏松。先天禀赋不足、素体虚弱；或年老脏衰，肝肾两虚，精血不足；或久病重病之后气血亏虚。血生精，精生髓，精血不足，则髓亏，不能滋养骨骼发为骨痿。长期饮食不节，过食肥甘，或偏嗜或不足，某些食物含某种物质过多或过少，造成营养缺乏或过剩，引起脏腑阴阳偏盛。脾司运化而主肌肉，为气血津液生化之源，脾旺则四肢强健，脾虚则无以生髓养骨。肾伤精血亏少，骨髓空虚，发为骨痿。情志失调，五志过极，皆从火化，情志失调，气郁化火，火盛伤阴，阴虚火旺。肝藏血，肾藏精，肝肾同源，肾的精气有赖于肝血的滋养，若肝失调达，则肝郁耗血，可致肾精亏损，骨髓失养，肢体不用。

气虚血瘀，血的运行必须依赖气的推动，气虚无以推动血行，使经络不通，气血不畅，必成血瘀。骨质疏松症的血瘀是在肾虚和脾虚的基础上产生的病理产物，血瘀阻滞经络，反过来又加重病情。

总之，骨质疏松症病变在脏在肾，疾病性质属虚证，病理以精血亏虚为主。本病病变主脏在肾兼及肝、脾，性质属虚证，病理以肾虚、精血不足为主。临床可分为肝肾阴虚、脾肾阳虚、肾阳虚、阴阳两虚等证候。治疗以补肾滋阴、填精壮骨为主。

二、辨证选择中成药

1. 肝肾阴虚证

【临床表现】腰膝酸软而无力，站立痛，痛有定处，疲乏少力，喜按喜温，头晕目眩，耳鸣健忘，失眠盗汗，咽干口燥，五心烦热，面容干瘦，胁痛；舌红干无苔，脉细。

【辨证要点】腰膝酸软而无力，眩晕耳鸣，失眠多梦与虚热见症。

【病机简析】肝肾同源，病理上肝肾之间也常互相影响。肝肾阴虚不能濡养筋脉则腰膝酸软，站立痛；肝开窍于目，肝阴不足，则目涩目糊；肾开窍于耳，肾阴不足，则耳鸣；肝肾阴虚，髓海失充，则健忘；筋脉失养，则胁痛；阴虚内热，则五心烦热，颧红，内迫营阴则盗汗，津液受损则口干咽燥；虚火内扰，心神不宁，则失眠多梦；舌红苔少，脉细数为阴虚内热之象。

【治法】滋补肝肾，强筋壮骨。

【辨证选药】可选用阿胶强骨口服液、二至丸、复方鹿茸健骨胶囊、补肾健骨胶囊、金乌骨通胶囊。

此类中成药处方中常用熟地黄、女贞子、墨旱莲、杜仲、龟甲、紫河车、淫羊藿等补益肝肾之阴的中草药以达到滋肝益肾，强筋壮骨之功效。

2. 脾肾阳虚证

【临床表现】下利清谷，或泄泻滑脱，或五更泄泻，畏寒肢冷，小腹冷痛，腰膝酸软，小便不利，面色㿠白，或面目肢体浮肿；舌淡胖，苔白滑，脉沉细。

【辨证要点】肾阳虚证候兼见纳呆，厌食，便溏，胃脘隐痛等。

【病机简析】脾肾两脏阳气虚衰，温煦、运化、固摄作用减弱则下利清谷，泄泻滑脱或五更泄泻；阳气虚，阴寒内盛，则畏寒肢冷，小腹冷痛，面色㿠白；肾阳虚，膀胱气化失司，则腰膝酸软，小便不利；阳气虚，水气泛滥，则面目肢体浮肿；舌淡胖，苔白滑，脉沉细，为阳虚阴盛之象。

【治法】 补脾益肾，温阳化气。

【辨证选药】 选用补肾健脾口服液、桂附理中丸、还少丹（丸）、脾肾两助丸、龙牡壮骨颗粒。

此类中成药处方中既有党参、干姜、炒白术等补脾气、温中焦脾阳的中药，也有如附子、肉桂、杜仲、肉苁蓉等温补肾阳之要药，从而达到了健脾益气，温肾助阳的功效。

3. 肾阳虚证

【临床表现】 腰膝酸软而无力，站立痛，痛有定处，甚或驼背扶拐，动作迟缓，劳作疲乏，畏寒肢冷，喜按喜温，少气懒言，头发枯黄稀疏，齿掉龈枯，精神萎靡，面色白或黧黑，或小便清长，夜尿频多；舌淡苔少白，脉沉细弱。

【辨证要点】 腰膝酸软无力，动作迟缓，畏寒肢冷，少气懒言，发枯齿槁，或小便清长。

【病机简析】 肾阳不足，脏腑经络失于温养，气血运行无力，不能上荣于面，故面色白；若肾阳极度虚衰，浊阴不化而弥漫肌肤，则面色黧黑无泽；肾阳虚衰，不能温煦肌肤，故畏寒怕冷；肾阳虚弱，无力振奋神气，故精神萎靡；肾主骨，腰为肾之府，肾阳虚衰，不能温养腰府及骨骼，故腰膝酸软，站立痛，甚或驼背扶拐。舌淡胖苔白，脉沉弱无力，均为肾阳虚衰，气血运行无力的表现。

【治法】 温补肾阳。

【辨证选药】 选用杞鹿温肾胶囊、龟鹿补肾丸（胶囊、口服液）、金匮肾气丸（片）、补天灵片。

此类中成药中重用菟丝子、金樱子、补骨脂、巴戟天、锁阳、龟甲胶、鹿角胶等大补肾之元阳的中草药，以达到温肾阳、壮筋骨之良效。

4. 阴阳两虚证

【临床表现】时有骨痛肢冷或腰背部疼痛，或足跟痛，腰膝酸软，畏寒喜暖，四肢倦怠无力，面色少华或灰滞，纳差或便溏；舌质淡，体胖或有齿痕，脉沉无力。

【辨证要点】时有骨痛肢冷或腰背部疼痛，或足跟痛，腰膝酸软，畏寒喜暖，脉沉无力。

【病机简析】肾主骨，腰为肾之腑，肾精亏虚，则见腰背部疼痛或足跟疼，四肢倦怠乏力；肾阴不足，无以滋养机体，则见面色少华，腰酸腿软；肾阳不充，无以温养四肢关节，则见骨痛肢冷，阳气不能荣于颜面则见面色灰滞。舌质淡，体胖或有齿痕，脉沉无力，均为肾精不足，阴阳两虚之表现。

【治法】滋阴补阳，补肾益精。

【辨证选药】可选用骨疏康胶囊（颗粒）、龟鹿二仙膏（口服液）、仙灵骨葆胶囊（片）。

此类中成药中既有常用的补阴药如熟地、山茱萸、龟板、何首乌等，也有补阳药如肉苁蓉、巴戟天、附子、肉桂等，虽有阴阳虚衰之偏颇，但均有滋阴补阳、填精益髓之良效。

三、用药注意

临床选药必须以辨证论治的思想为指导，针对不同证型，选择与其相对证的药物，才能收到较为满意的疗效。另外药品贮藏宜得当，存于阴凉干燥处，药品性状发生改变时禁止服用。药品必须妥善保管，放在儿童不能接触的地方，以防发生意外。儿童若需用药，务请咨询医师，并必须在成人的监护下使用。对于具体药品的饮食禁忌、配伍禁忌、妊娠禁忌、证候禁忌、病证禁忌、特殊体质禁忌、特殊人群禁忌等，各药品具体内容中均有详细介绍，用药前务必仔细阅读。

附一

常用治疗骨质疏松症的中成药药品介绍

（一）肝肾阴虚证常用中成药品种

阿胶强骨口服液

【处方】熟地黄、阿胶、枸杞子、牡蛎、黄芪、党参。

【功能与主治】补益肝肾，填精壮骨。用于原发性骨质疏松症肝肾不足证，腰脊疼痛或腰膝酸软，麻木抽搐，不能持重，目眩耳鸣，虚烦不寐等，以及小儿佝偻病肝肾不足证；毛发稀疏，面黄憔悴，多汗，夜惊或夜啼。

【用法与用量】口服。成人：一次 10ml，一日 3 次，6 个月为一疗程。儿童：3 ～ 6 个月，一次 5ml，一日 2 次；7 个月 ～ 1 岁，一次 5ml，一日 3 次；2 ～ 3 岁，一次 10ml，一日 3 次；1 个月为一疗程。

【注意事项】

1．少数患者服药后感觉口干。

2．对本品过敏者禁服。

3．忌烟、酒及辛辣、生冷、油腻食物。

4．有高血压、心脏病、糖尿病、肝病、肾病等慢性病严重者应在医师指导下服用。

5．按照用法用量服用，小儿、年老体虚者应在医师指导下服用。

6．长期服用应向医师咨询。

7．过敏体质者慎服。

8．目前尚未有孕妇使用本品的研究资料。

9．在有效期内，有少量的沉淀请摇匀服用，不影响疗效。

【规格】每支装 10ml。

【贮藏】密封，置阴凉处。

二至丸

【处方】女贞子、墨旱莲。

【功能与主治】补益肝肾，滋阴止血。用于肝肾阴虚，眩晕耳鸣，咽干鼻燥，腰膝酸痛，月经量多。

【用法与用量】口服。大蜜丸一次 9g，一日 2 次；浓缩丸一次 20 粒，一日 1～2 次。

【注意事项】

1．忌不易消化食物。

2．感冒发热患者不宜服用。

3．有高血压、心脏病、肝病、糖尿病、肾病等慢性病严重者应在医师指导下服用。

4．儿童、孕妇、哺乳期妇女应在医师指导下服用。

5．服药 4 周症状无缓解，应去医院就诊。

6．对本品过敏者禁用，过敏体质者慎用。

【规格】 大蜜丸，每丸重 9g；浓缩丸，每 10 粒重 1.7g。

【贮藏】 密闭，防潮。

复方鹿茸健骨胶囊

【处方】 鹿茸、制何首乌、龟板、杜仲、紫河车、当归、三七、水蛭、砂仁。

【功能与主治】 补肾壮骨，活血止痛。用于治疗骨质疏松症属肝肾不足证者，症见腰背疼痛、腰膝酸软、足跟疼痛、头目眩晕、耳聋耳鸣等。

【用法与用量】 口服。一次 5 粒，一日 3 次，餐后服用，6 个月为一疗程。

【规格】 每粒装 0.36g。

【贮藏】 密闭，防潮。

补肾健骨胶囊

【处方】 熟地黄、山茱萸、山药、狗脊、淫羊藿、当归、泽泻、牡丹皮、茯苓、牡蛎（煅）。

【功能与主治】 滋补肝肾，强筋健骨。用于原发性骨质疏松症的肝肾不足证，症见腰脊疼痛，胫软膝酸、肢节痿弱、步履艰难、目眩。

【用法与用量】 口服。一次 4 粒，一日 3 次。3 个月为一疗程。

【禁忌】 孕妇禁用。

【注意事项】

1. 忌食生冷、油腻食物。

2. 感冒时不宜服用。

3．有高血压、心脏病、糖尿病、肝病、肾病等慢性病严重者应在医师指导下服用。

4．服药 2 周症状无缓解，应去医院就诊。

5．对本品过敏者禁用，过敏体质者慎用。

6．本品性状发生改变时禁止使用。

【规格】每粒装 0.58g。

【贮藏】密闭，防潮。

金乌骨通胶囊

【处方】金毛狗脊、淫羊藿、威灵仙、乌梢蛇、土牛膝、木瓜、葛根、姜黄、补骨脂、土党参。

【功能与主治】滋补肝肾，祛风除湿，活血通络。用于肝肾不足、风寒湿痹、骨质疏松、骨质增生引起的腰腿疼痛、肢体麻木等症。

【用法与用量】口服。一次 3 粒，一日 3 次；或遵医嘱。

【禁忌】孕妇忌服。

【规格】每粒装 0.35g。

【贮藏】密封。

（二）脾肾阳虚证常用中成药品种

补肾健脾口服液

【处方】黄精、山楂、白术（土炒）、鸡内金（砂烫）、巴戟天、锁阳、黄芩、蚕蛹。

【功能与主治】温肾助阳，健脾开胃，消积化食。用于因肾阳不足、脾胃亏虚引起的腰酸膝软，形寒不温，体虚乏力，脘腹胀满、食欲不振等症。

【用法与用量】 口服。一次 10ml，一日 2 次，早晚空腹服。

【禁忌】 忌生冷、油腻、辛辣食物，重感期间忌服。

【注意事项】 本品含脂溶性氨基酸，不易溶于水，故有少许沉淀，请摇匀服用，不影响疗效。

【规格】 每支装 10ml。

【贮藏】 密封，置阴凉处。

桂附理中丸

【处方】 肉桂、附片、党参、炒白术、炮姜、炙甘草。

【功能与主治】 补肾助阳，温中健脾。用于肾阳衰弱，脾胃虚寒，脘腹冷痛，呕吐泄泻，四肢厥冷。

【用法与用量】 用姜汤或温开水送服。大蜜丸一次 1 丸，水蜜丸一次 5g，一日 2 次。

【注意事项】 孕妇慎用。

【规格】 大蜜丸，每丸重 9g；水蜜丸，每 10 丸重 0.24g。

【贮藏】 密封，置阴凉处。

还少丹（丸）

【处方】 熟地黄、山药、牛膝、枸杞子、山茱萸、茯苓、杜仲、远志、巴戟天、五味子、小茴香、楮实子、肉苁蓉、石菖蒲、大枣。

【功能与主治】 温补脾肾，养血益精。用于脾肾虚损，腰膝酸痛，耳鸣目眩，精血亏耗，机体瘦弱，牙根疼痛。

【用法与用量】 口服。一次 1 丸，一日 2 次。

【禁忌】 伤风感冒及热证忌用。

【规格】 每丸重 9g。

【贮藏】 密闭，防潮。

脾肾两助丸

【处方】 党参、白术、鸡内金、土鳖虫、川芎、山药、熟地黄、黄芪、白芍、茯苓、小茴香、山茱萸、枸杞子、杜仲、补骨脂、锁阳、九节菖蒲、郁金、陈皮、半夏、款冬花、麦冬、川贝母、牵牛子、牛膝、肉苁蓉、炙甘草、泽泻、当归、使君子仁。

【功能与主治】 健脾益气，滋补肾精。用于脾肾虚弱导致的肢体倦怠，腰膝酸软，骨质疏松，气虚无力，不思饮食，头晕耳鸣。

【用法与用量】 用淡盐水送服。一次 1 丸，一日 2 次。

【规格】 每丸重 9g。

【贮藏】 密封。

龙牡壮骨颗粒

【处方】 党参、黄芪、麦冬、龟板、白术、山药、龙骨、牡蛎、鸡内金、醋南五味子、茯苓、大枣、甘草、乳酸钙、维生素 D_2、葡萄糖酸钙。

【功能主治】 强筋壮骨，和胃健脾。用于治疗和预防小儿佝偻病、软骨病，对小儿多汗、夜惊、食欲不振、消化不良、发育迟缓等症也有治疗作用。

【用法与用量】 开水冲服。2 岁以下一次 5g，2～7 岁一次 7g，7 岁以上一次 10g，一日 3 次。

【注意事项】

1．忌辛辣、生冷、油腻食物。

2．服药期间应多晒太阳，多食含钙及易消化的食品。

3．本品冲服时有微量不溶物，须搅匀服下。

4．婴儿及糖尿病患儿应在医师指导下服用。

5．感冒发热患者不宜服用。

6．本品含维生素 D_2、乳酸钙、葡萄糖酸钙。请按推荐剂量服用，不可超量服用。

7．服药 4 周症状无缓解，应去医院就诊。

8．对本品过敏者禁用，过敏体质者慎用。

【规格】 每袋装 5g。

【贮藏】 密封，置阴凉干燥处。

（三）肾阳虚证常用中成药品种

杞鹿温肾胶囊

【处方】 鹿茸、锁阳、巴戟天、淫羊藿、山茱萸、菟丝子、补骨脂、紫梢花、枸杞子、五味子、熟地黄。

【功能与主治】 温阳补肾。用于肾阳虚所致的睡眠障碍，精神不振，食欲不佳，腰膝酸软，疲乏无力等症。

【用法与用量】 口服。一次 4 粒，一日 2 次。

【规格】 每粒装 0.3g。

【禁忌】 儿童、孕妇禁用。

【注意事项】

1．忌辛辣、生冷、油腻食物。

2．感冒发热患者不宜服用。

3．本品宜饭前服用。

4．高血压、心脏病、糖尿病、肝病、肾病等慢性病患者应在医师指导下服用。

5．服药2周症状无缓解，应去医院就诊。

6．对本品过敏者禁用，过敏体质者慎用。

【贮藏】密封。

龟鹿补肾丸（胶囊、口服液）

【处方】盐菟丝子、淫羊藿、续断、锁阳、狗脊、酸枣仁、制何首乌、炙甘草、陈皮、鹿角胶、熟地黄、龟甲胶、金樱子、炙黄芪、山药、覆盆子等。

【功能与主治】补肾壮阳，益气养血，壮筋骨。用于肾阳虚引起的身体虚弱、精神疲乏、腰酸腿软、头晕目眩、精冷、性欲冷淡、夜尿频、失眠健忘等，还可用于中老年骨质疏松症。

【用法与用量】

丸剂：口服。水蜜丸一次 4.5g ～ 9g，大蜜丸一次 12g，一日2次。

胶囊：口服。一次 2 ～ 4 粒，一日2次。

口服液：口服。一次 10 ～ 20ml，一日2次。

【禁忌】儿童、孕妇禁用。

【注意事项】

1．忌辛辣、生冷、油腻食物。

2．感冒发热患者不宜服用。

3．本品宜饭前服用。

4. 高血压、心脏病、糖尿病、肝病、肾病等慢性病患者应在医师指导下服用。

5. 服药 2 周症状无缓解，应去医院就诊。

6. 对本品过敏者禁用，过敏体质者慎用。

【规格】

丸剂：水蜜丸，每丸重 6g；大蜜丸，每丸重 12g。

胶囊：每粒装 0.4g。

口服液：每支装 10ml。

【贮藏】密封，置阴凉处。

金匮肾气丸（片）

【处方】地黄、茯苓、山药、山茱萸（酒炙）、牡丹皮、泽泻、桂枝、牛膝（去头）、车前子（盐炙）、附子（炙）。

【功能与主治】温补肾阳，化气行水。用于肾虚水肿，腰膝酸软，小便不利，畏寒肢冷。

【用法与用量】

丸剂：口服。大蜜丸一次 1 丸，水蜜丸一次 4 ~ 5g（20 ~ 25 粒），一日 2 次。

片剂：口服。一次 4 片，一日 2 次。

【禁忌】孕妇忌服。

【注意事项】

1. 忌房欲、气恼。

2. 忌食生冷食物。

【规格】

丸剂：大蜜丸，每丸重 6g；水蜜丸，每 5 丸重 1g。

片剂：每片重 0.27g。

【贮藏】密闭，置室内阴凉干燥处。

补天灵片

【处方】淫羊藿、狗鞭、仙茅根、羊鞭、锁阳、韭菜子、驴鞭、海龙、牛鞭、牛膝、鹿茸、补骨脂、肉桂、貂鞭、枸杞子、红参、蛇床子。

【功能与主治】补肾壮阳，填精益髓。用于肾阳亏损，阳痿早泄，腰膝酸软，遗精自汗，畏寒肢冷，神疲乏力。

【用法与用量】口服。一次 4 片，一日 3 次。

【注意事项】孕妇及虚火旺者忌服。

【规格】每瓶装（1）24 片，（2）18 片。

【贮藏】密封。

（四）阴阳两虚证常用中成药品种

骨疏康胶囊（颗粒）

【处方】淫羊藿、熟地黄、骨碎补、黄芪、丹参、木耳、黄瓜子等。

【功能与主治】补肾益气，活血壮骨。用于肾虚兼气血不足所致的原发性骨质疏松症，症见腰背疼痛，腰膝酸软，下肢痿弱，步履艰难，神疲，目眩；舌质偏红或淡，脉平或濡细。

【用法与用量】

胶囊：口服。一次 4 粒，一日 2 次，疗程 6 个月。

颗粒剂：饭后开水冲服。一次 12g，一日 3 次。

【注意事项】

1．忌辛辣、生冷、油腻食物。

2．按照用法用量服用，年老体虚者、高血压患者应在医师指导下服用。

3．发热患者暂停使用。

4．对本品过敏者禁用，过敏体质者慎用。

【规格】

胶囊：每粒装 0.32g。

颗粒剂：每袋装 12g。

【贮藏】密封。

龟鹿二仙膏（口服液）

【处方】鹿角、龟甲、党参、枸杞子。

【功能与主治】温肾益精，补气养血。用于肾精亏损所致的腰膝酸软、骨质疏松等症。

【用法与用量】

膏剂：口服。一次 15 ～ 20g，一日 3 次。

口服液：口服。一次 10ml，一日 3 次。

【注意事项】

1．阴虚火旺者慎用。

2．感冒者慎用，以免表邪不解。

3．孕妇及小儿忌服，脾胃虚弱者慎用。

【规格】

膏剂：每瓶装 200g。

口服液：每支装 10ml。

【贮藏】密封。

仙灵骨葆胶囊（片）

【处方】 淫羊藿、续断、丹参、知母、补骨脂、地黄。

【功能与主治】 滋补肝肾，接骨续筋，强身健骨。用于骨质疏松症，骨关节炎，骨无菌性坏死等。

【用法与用量】

胶囊：口服。一次3粒，一日2次；4～6周为一疗程，或遵医嘱。

片剂：口服。一次3片，一日2次；4～6周为一疗程。

【禁忌】 孕妇禁用。

【注意事项】 重症感冒期间不宜服用。

【规格】

胶囊：每粒装0.5g。

片剂：每片重0.3g。

【贮藏】 密封。

附二

治疗骨质疏松症的常用中成药简表

证型	药物名称	功能	主治病证	用法用量	备注
肝肾阴虚证	阿胶强骨口服液	补益肝肾，填精壮骨。	用于原发性骨质疏松症肝肾不足证，腰脊疼痛或腰膝酸软，麻木抽搐，不能持重，目眩耳鸣，虚烦不寐等，以及小儿佝偻病肝肾不足证；毛发稀疏，面黄憔悴，多汗，夜惊或夜啼。	口服。成人：一次10ml，一日3次，6个月为一疗程。儿童：3～6个月，一次5ml，一日2次；7个月～1岁，一次5ml，一日3次；2～3岁，一次10ml，一日3次；1个月为一疗程。	医保（新疆）

证型	药物名称	功能	主治病证	用法用量	备注
肝肾阴虚证	二至丸	补益肝肾，滋阴止血。	用于肝肾阴虚，眩晕耳鸣，咽干鼻燥，腰膝酸痛，月经量多。	口服。大蜜丸一次9g，一日2次；浓缩丸一次20粒，一日1～2次。	医保
	复方鹿茸健骨胶囊	补肾壮骨，活血止痛。	用于治疗骨质疏松症属肝肾不足证者，症见腰背疼痛、腰膝酸软、足跟疼痛、头目眩晕、耳聋耳鸣等。	口服。一次5粒，一日3次，餐后服用，6个月为一疗程。	医保（海南省）
	补肾健骨胶囊	滋补肝肾，强筋健骨。	用于原发性骨质疏松症的肝肾不足证，症见腰脊疼痛、胫软膝酸、肢节痿弱、步履艰难、目眩	口服。一次4粒，一日3次，3个月为一疗程。	医保（湖北省、辽宁省）
	金乌骨通胶囊	滋补肝肾，祛风除湿，活血通络。	用于肝肾不足、风寒湿痹、骨质疏松、骨质增生引起的腰腿疼痛、肢体麻木等症。	口服。一次3粒，一日3次；或遵医嘱。	医保
脾肾阳虚证	补肾健脾口服液	温肾助阳，健脾开胃，消积化食。	用于因肾阳不足、脾胃亏虚引起的腰酸膝软，形寒不温、体虚乏力、脘腹胀满、食欲不振等症。	口服。一次10ml，一日2次，早晚空腹服。	医保（重庆市、江苏省）
	桂附理中丸	补肾助阳，温中健脾。	用于肾阳衰弱，脾胃虚寒，脘腹冷痛，呕吐泄泻，四肢厥冷。	用姜汤或温开水送服。大蜜丸一次1丸，水蜜丸一次5g，一日2次。	药典，医保
	还少丹（丸）	温补脾肾，养血益精。	用于脾肾虚损，腰膝酸痛，耳鸣目眩，精血亏耗，机体瘦弱，牙根疼痛。	口服。一次1丸，一日2次。	

证型	药物名称	功能	主治病证	用法用量	备注
脾肾阳虚证	脾肾两助丸	健脾益气，滋补肾精。	用于脾肾虚弱导致的肢体倦怠，腰膝酸软，骨质疏松，气虚无力，不思饮食，头晕耳鸣。	用淡盐水送服。一次1丸，一日2次。	医保（山西省）
	龙牡壮骨颗粒	强筋壮骨，和胃健脾。	用于治疗和预防小儿佝偻病、软骨病，对小儿多汗、夜惊、食欲不振、消化不良、发育迟缓等症也有治疗作用。	开水冲服。2岁以下一次5g，2～7岁一次7g，7岁以上一次10g，一日3次。	药典，医保（湖北省）
肾阳虚证	杞鹿温肾胶囊	温阳补肾。	用于肾阳虚所致的睡眠障碍，精神不振，食欲不佳，腰膝酸软，疲乏无力等症。	口服。一次4粒，一日2次。	
	龟鹿补肾丸（胶囊、口服液）	补肾壮阳，益气养血，壮筋骨。	用于肾阳虚引起的身体虚弱、精神疲乏、腰酸腿软、头晕目眩、精冷、性欲冷淡、夜尿频、失眠健忘等，还可用于中老年骨质疏松症。	丸剂：口服。水蜜丸一次4.5g～9g，大蜜丸一次12g，一日2次。胶囊：口服。一次2～4粒，一日2次。口服液：口服。一次10～20ml，一日2次。	丸剂：药典
	金匮肾气丸（片）	温补肾阳，行气化水。	用于肾虚水肿，腰膝酸软，小便不利，畏寒肢冷。	丸剂：口服。大蜜丸一次1丸，水蜜丸一次4～5g（20～25粒），一日2次。片剂：口服。一次4片，一日2次。	丸剂：基药，医保
	补天灵片	补肾壮阳，填精益髓。	用于肾阳亏损，阳痿早泄，腰膝酸软，遗精自汗，畏寒肢冷，神疲乏力。	口服。一次4片，一日3次。	

证型	药物名称	功能	主治病证	用法用量	备注
阴阳两虚证	骨疏康胶囊（颗粒）	补肾益气，活血壮骨。	用于肾虚兼气血不足所致的原发性骨质疏松症，症见腰背疼痛，腰膝酸软，下肢痿弱，步履艰难，神疲，目眩；舌质偏红或淡，脉平或濡细。	胶囊：口服。一次4粒，一日2次，疗程6个月。颗粒剂：饭后开水冲服。一次12g，一日3次。	胶囊：医保 颗粒剂：医保
	龟鹿二仙膏（口服液）	温肾益精，补气养血。	用于肾精亏损所致的腰膝酸软、骨质疏松等症。	膏剂：口服。一次15~20g，一日3次。口服液：口服。一次10ml，一日3次。	膏剂：药典
	仙灵骨葆胶囊（片）	滋补肝肾，接骨续筋，强身健骨。	用于骨质疏松症，骨关节炎，骨无菌性坏死等。	胶囊：口服。一次3粒，一日2次；4~6周为一疗程，或遵医嘱。片剂：口服。一次3片，一日2次；4~6周为一疗程。	胶囊：医保，基药 片剂：医保，基药

系统性红斑狼疮

系统性红斑狼疮（systemic lupus erythematosus，SLE）是一种累及多系统、多器官的慢性自身免疫性炎性疾病。SLE 多见于育龄期女性（15 ～ 45 岁），其患病率约为 40 ～ 200/10 万人，男女发病比例为 1:5 ～ 10。

系统性红斑狼疮的病因未明，遗传背景极其复杂，其特点为整个免疫系统功能的紊乱。本病发病可急可缓，临床表现多种多样。早期轻症的患者往往仅有单一系统或器官受累的不典型表现，随着病程的发展其临床表现会越来越复杂，可出现多个系统和器官受累的临床症状，表现为皮肤暴露部蝶形或盘状红斑，光敏感，口腔黏膜溃疡，关节炎等，也可以出现危及生命的肾脏、血液系统以及神经系统的损害。全身表现包括发热、疲劳、乏力及体重减轻等。病情呈反复发作及缓解的交替过程。

由于 SLE 是一种伴有多器官损伤的自身免疫病，因此自身抗体的检测对 SLE 的诊断有非常重要的意义，寻找其诊断标志性抗体和评价其活动性一直是研究的热点。目前公认 AnuA、dsDNA 抗体、抗 Sm 抗体和抗 rRNP 抗体为 SLE 的特异性抗体，其中 dsDNA 抗体及 AnuA 与 SLE 的病情活动性相关，而抗 Sm 抗体和抗 rRNP 抗体与 SLE 的病情活动性无关。细胞学检查找到狼疮（LE）细胞，皮肤（非病损部）狼疮带试验（＋）或肾活检（＋）是确诊依据。

目前仍未找到根治 SLE 的方法。传统西医的糖皮质激素及免疫抑制剂的应用使 SLE 的预后得到了很大改善，但是仍有一部分患者对这些常规的治疗无效。近年来随着现代免疫学和分子生物学技术的发展，SLE 的治疗已经进入了免疫靶位治疗的新时代。生物制剂在 SLE 治疗中的地位愈显突出，但这些新的治疗方法大部分还处于临床实验阶段。随着这些新疗法日益广泛的应用，将呈现出更为广泛的循证医学证据来指导 SLE 的临床治疗。

SLE 在中医上属红蝴蝶疮、温毒发斑、阴阳毒、痹症、五脏痹等的范畴。SLE 病因病机复杂，临床表现多样，虽一直未有公认的辨证分型等，但历代医家遵循中医的辨证论治原则，经过反复实践，不断总结，积累了大量治疗 SLE 的经验。

一、中医病因病机分析及常见证型

系统性红斑狼疮多由先天禀赋不足或因七情内伤、劳倦过度导致正气不足，复受日光暴晒或外感六淫邪气，致机体阴阳失衡、气血失调而发病。中医学认为，本病病程长，在不同的阶段其病机各异，发病初期以风湿热邪痹阻经络为主，发病期以热入营血为主，稳定期以热毒伤阴、阴虚内热为主，后期以脾肾亏虚、瘀毒内结为主，日久阴损及阳出现阴阳两伤证候。临床上应根据不同阶段的病机对其进行辨证论治。

二、辨证选择中成药

1. 风湿热痹证

【临床表现】关节肿胀疼痛，肌肉酸痛，或伴局部关节红肿、渗出，或伴低热，面部红斑；舌质红，苔黄腻，脉滑数或细数。

【辨证要点】关节肿胀疼痛，肌肉酸痛，多见于以关节损害为主要表现的患者。

【病机简析】本证多为脏腑气血不足，感受风湿热邪或风寒湿邪郁久化热而成。风湿热邪，与素体阴虚内热相搏，酿成热毒，瘀阻脉络，故见红斑；鲜红为热毒炽盛，瘀紫为瘀热阻络。外邪痹阻经络、关节，则见四肢肌肉关节疼痛、肿胀；舌红苔黄燥，脉滑数，均为邪盛之象。

【治法】清热通络，祛风除湿。

【辨证选药】可以用二妙丸，四妙丸，雷公藤多苷片，豨桐胶囊，湿热痹颗粒（片），复方伸筋胶囊。

此类中成药组方多用清热燥湿通络之品，如苍术、黄柏、薏苡仁、虎杖等。

2. **热毒炽盛证**

【临床表现】起病急骤，高热持续不退，两颧红斑或手部红斑，斑色紫红，或神昏谵语；可见吐血、衄血、便血等出血症状。烦躁口渴，关节疼痛、肌肉疼痛无力，尿短赤；舌红绛苔黄，脉洪数或弦数。

【辨证要点】起病急骤，高热持续不退，两颧红斑或手部红斑，斑色紫红，神昏。

【病机简析】热毒炽盛，则见高热；营血被燔，里热炽盛，溢于肌肤，则为面部皮肤红斑。血炽而瘀，则为紫斑；热伤血络，则吐血、衄血、尿血、便血；血瘀络虚，则关节肌肉酸痛；热盛伤津，则烦躁口渴；热入心营则神昏谵语；舌红，苔薄黄，脉数，均为热毒内炽，营血热盛之象，舌紫则为血热致瘀之象。

【治法】清热解毒，凉血化斑。

【辨证选药】可以选用清瘟解毒丸（片），速效牛黄丸，万氏牛黄清心丸（片），新癀片，醒脑静注射液，珍黄安宫片等。如高热神昏谵语可用紫雪丹，安宫牛黄丸，局方至宝丸等中成药治疗。

此类中成药组方在清热解毒凉血基础上，如出现高热不退，可以用水牛角浓缩粉、羚羊角、麝香等开窍定惊之品入药。

3. 阴虚内热证

【临床表现】持续低热，斑疹鲜红，脱发，口干咽痛，盗汗，五心烦热，腰膝酸软，神倦，头晕，目糊，关节肌肉隐痛，心悸；舌红苔少或无苔，脉细数。

【辨证要点】持续低热，斑疹鲜红，五心烦热，腰膝酸软；舌红少苔或无苔。

【病机简析】热耗阴伤，阴虚血瘀，则低热起伏，皮肤紫斑；络脉空虚，则关节隐痛；肝肾阴虚，故腰膝酸软，阴虚生内热，故盗汗、五心烦热；舌红苔少或无苔、脉细数，为阴虚内热之象。

【治法】养阴清热，凉血解毒。

【辨证选药】可以选用六味地黄丸（颗粒、胶囊、软胶囊、片），知柏地黄丸（颗粒、胶囊、片），麦味地黄丸（胶囊、片），杞菊地黄丸（胶囊、片），全龟胶囊，苁蓉益肾颗粒，大补阴丸，二至丸，左归丸。

此类中成药组方在滋养肾阴药物基础上，可以酌加地骨皮、丹皮等凉血清虚热之品。

4. 瘀热痹阻证

【临床表现】手指或趾端青紫或白紫青交替发作，皮肤紫斑、固定盘状紫斑片，两腿网状青斑，斑疹斑块暗红，色素沉着或异色，肌肤甲错、疼痛，脱发，口糜，口疮，鼻衄，肌衄，关节肿痛，月经后期，小便短赤，低热或自觉烘热，烦躁多怒；苔薄，舌红、舌光红刺或边有瘀斑、舌下瘀筋明显，脉细弦或涩数。

【辨证要点】手指或趾端青紫或白紫青交替发作，皮肤紫斑、固定盘状紫斑片，两腿网状青斑，斑疹斑块暗红。

【病机简析】起病日久，耗液伤阴，机体阴液亏虚，燥热偏盛，热灼津血，而致血液浓缩黏滞，血行涩滞瘀缓，或由燥热耗气，使气阴两虚，无以运血，血行无力致瘀，均可使血行不畅，形成血瘀，血瘀一旦形成，因血脉痹阻，血行不畅而可致肢体局部尤其肢端失养而形成脉痹，表现为手指或趾端青紫或白紫青交替发作，皮肤紫斑、固定盘状紫斑片，两腿网状青斑，斑疹斑块暗红，舌红刺或边有瘀斑，舌下瘀筋明显，脉细弦或涩数均为血瘀证表现，舌红、舌光为阴虚内热之征。

【治法】清热凉血，活血散瘀。

【辨证选药】可以用血府逐瘀丸（口服液、胶囊），丹七片。

此类中成药组方在活血化瘀药物基础上，多以地黄、牛膝等滋阴清热之品入药。

5. 脾肾阳虚证

【临床表现】面色无华，面部四肢浮肿，畏寒肢冷，神疲乏力，腰膝酸软，腹胀满，纳呆拒食或呕或吐，便溏泄泻，尿少；舌淡胖有齿痕、苔白，脉沉细弱。

【辨证要点】面色无华，面部四肢浮肿；腹胀满，纳呆拒食或呕或吐，尿少。

【病机简析】脾肾两脏阳气虚衰，温煦、运化、固摄作用减弱则便溏泄泻；阳气虚，阴寒内盛，则畏寒肢冷，面色无华；肾阳虚，膀胱气化失司，则腰膝酸软，尿少；阳气虚，水气泛滥，则面目肢体浮肿；舌淡胖、苔白、脉沉细，为阳虚阴盛之象。

【治法】温补脾肾，利尿解毒。

【辨证选药】可以用金匮肾气丸（片），济生肾气丸（片），桂附地黄丸（颗粒、胶囊、片），刺五加颗粒（胶囊、片、注射液），右归丸（胶囊），参苓白术散（丸、颗粒、胶囊）。

临床应用时需要根据患者病情随证选用补肾、补脾或脾肾双补之品。

6. 阴阳两虚证

多见于狼疮肾损害至终末期，伴有肾小管功能严重障碍，水盐丢失，阴虚伤津又加上阳虚见证者。本证又被称为"两极型"，即病已末期，阴阳否隔，阴阳互不相荣，干处见湿胖，或湿处又见干，或外湿内干，或近干远肿。

【临床表现】红斑黯淡，腰酸，头晕目眩，面色苍白，形寒肢冷，肌肉羸瘦，四肢末端浮肿，纳呆食差，肌肤甲错，脱发，尿清长，夜尿多或尿少，偶或间歇肌痛甚则拘急，脉沉细速偶见弦脉，舌苔白质胖或舌无津而干缩。

【辨证要点】红斑黯淡，四肢末端浮肿，尿清长夜尿多或尿少，偶或间歇肌痛甚则拘急。

【病机简析】邪稽正虚，肝肾阴血不足，无以滋养脏腑经络，则腰酸，头晕目眩，脱发，面色少华；阴损及阳，血少而滞，则红斑黯淡；脾肾阳虚，则纳呆腹胀或便溏，神疲浮肿，畏寒肢冷等；舌黯胖，苔薄，脉细弱，为阴阳两虚之象。

【治法】滋阴补阳，益肾解毒。

【辨证选药】可以用尿毒清颗粒，五苓散（胶囊、片），海昆肾喜胶囊，康肾颗粒。

　　此类中成药组方攻补兼施，以解毒利尿治其标，健脾益肾治其本。

三、用药注意

　　系统性红斑狼疮的各种证候并非截然分割，而是互有联系与转化的。对于同一患者的不同发展阶段，需要辨证论治选择中成药。在服用中成药期间，应避免日晒、过度劳累及情绪刺激，生活要规律，积极锻炼身体，增强体质。应忌食辛辣，戒烟酒。由于本病后期常合并肾功能异常，因此，选用中成药需避免对肝肾功能的损害。具体药品的注意事项及禁忌，详见附录。

附一

常用治疗系统性红斑狼疮的中成药药品介绍

（一）风湿热痹证常用中成药品种

二妙丸

【处方】苍术（炒）、黄柏（炒）。

【功能与主治】清热燥湿。用于湿热下注，足膝红肿热痛，下肢丹毒，白带，阴囊湿痒。

【用法与用量】口服。一次 6 ～ 9g，一日 2 次。

【注意事项】

1. 过敏体质者慎用。

2. 本品清热燥湿，故寒湿痹阻、脾胃虚寒者忌用。

3．服用本品 3 天后症状加重，或出现其他严重症状时，应停药并及时去医院诊治。

4．服药期间，宜食用清淡易消化之品，忌食辛辣油腻之品，宜忌酒，以免助热生湿。

【规格】每 100 粒重 6g。

【贮藏】密闭，防潮。

【药理毒理】

·**对免疫功能的影响**　二妙散水提物 100、200mg/kg 灌胃对 2，4，6- 三硝基氯苯所致的小鼠接触性皮炎诱导相和效应相有明显的抑制作用。本品处方水提物 200、400mg/kg 灌胃对二甲苯及蛋清所致小鼠炎症无抑制作用，表明其免疫抑制作用可能是抑制效应 T 细胞的形成及其释放淋巴因子[1]。二妙散煎剂能延长植皮小鼠皮片的半数生存期，降低外周血 T 细胞值和脾指数，表明对细胞免疫有抑制作用[2]。

【参考文献】

[1] 徐强，陈婷，朱梅芬，等．二妙散对迟发型变态反应的抑制作用．中国免疫学杂志，1993，9（4）：244.

[2] 邱全瑛，杨燕玲．二妙散对植皮小鼠细胞免疫功能的影响．中国病理生理杂志，1994，10（1）：34.

四妙丸

【处方】苍术、牛膝、黄柏、薏苡仁。

【功能与主治】清热利湿。用于湿热下注所致的痹病，症见足膝红肿，筋骨疼痛。

【用法与用量】口服。一次 6g，一日 2 次。

【注意事项】

1．孕妇慎用。

2．风寒湿痹，虚寒瘘证，带下，阴虚者等忌用。

3．服药期间饮食宜用清淡易消化之品，忌饮酒，忌食鱼腥、辛辣、油腻之品。

【规格】 每 15 粒重 1g。

【贮藏】 密封。

雷公藤多苷片

【处方】 雷公藤多苷。

【功能与主治】 祛风解毒，除湿消肿，舒筋通络。有抗炎及抑制细胞免疫和体液免疫等作用。用于风湿热瘀，毒邪阻滞所致的关节肿痛、屈伸不利，治疗类风湿关节炎、肾病综合征、白塞氏三联征、麻风反应、自身免疫性肝炎等。

【用法与用量】 口服。按体重每 1kg 每日 1～1.5mg，分 3 次饭后服用，或遵医嘱。

【禁忌】 孕妇禁用。

【注意事项】

1．过敏体质者慎用。

2．服药期间可引起月经紊乱，精子活力及数目减少，停药后可恢复。有生育要求的患者慎用。

3．白细胞和血小板减少、贫血者慎用。

4．肝病患者慎用。

5．有严重心血管疾病患者慎用。

6．偶有胃肠道反应，可耐受。

7. 儿童、年老体弱者应在医师指导下服用。

【规格】 每片重（1）10mg，（2）30mg，（3）50mg，（4）100mg。

【贮藏】 密封，遮光，置干燥处。

【药理毒理】 本品有免疫抑制、抗炎、抗生育等作用。

· **免疫抑制作用** 本品具有免疫抑制作用，以抑制体液免疫作用为强[1]。临床对于体液免疫亢进、存在循环抗体或免疫复合物的疾病，如类风湿关节炎（RA）、系统性红斑狼疮（SLE）等，可使免疫球蛋白下降，类风湿因子、狼疮细胞、抗核抗体等滴度下降或转阴，总补体上升，免疫复合物降低[2]。对于空肠弯曲菌诱导的 PFC 和 ds-DNA 自身抗体升高以及脾淋巴细胞的过度增殖和 $L_3T_4/Lyt2^+$ 升高均有抑制作用，表明对感染鼠亢进的 T、B 细胞功能均有抑制[3, 4]。试验表明，激活 Ts 细胞，抑制 T_h 细胞及抗体生成可能是本品免疫抑制作用的主要机制之一[1]。本品临床治疗 RA 患者可见外周血单个核细胞产生 IgM、IgG 及 IgM-RF 明显抑制[5, 6]，慢性肾炎患者外周血 IL-6、肿瘤坏死因子（TNF）显著降低[7]。

· **抗炎作用** 本品具有抗炎作用，能抑制组胺、琼脂所致大鼠皮肤毛细血管通透性亢进和足肿胀，并能抑制棉球所致大鼠肉芽组织增生。本品抗炎作用以对炎症急性期的作用为强，对炎症晚期作用较弱[8]，在体外本品能抑制培养的正常人及 RA 患者外周血单个核细胞前列腺素 E_2（PGE_2）的产生[9]。

· **对实验性自身免疫病的影响** 本品对大鼠佐剂性关节炎（AA）有防治作用，能降低关节炎症指数，在减轻关节肿胀的同时，可降低血清 IL-1、IL-6、IL-8 及 TNF 含量，可抑制脾细胞对 IL-6、IL-8 的诱生，还能使 AA 大鼠腹腔巨噬细胞释放 IL-6 及 IL-8 能力明显降低[10]。体外试验表明本品能抑制小鼠腹腔巨噬细胞（M_{φ}）由脂多糖（LPS）诱导的 NO 释放[11]。

· 对移植排斥反应的影响　本品对多种器官移植的排斥反应均有抑制效果，如皮肤、骨髓、心脏、肾、肺、小肠以及角膜等[11-19]。

· 抗生育作用　本品具有强的抗生育作用[20]，在试验动物，其抗雄性生育作用较抗雌性生育作用更强[21-23]。阴囊皮肤局部应用，随剂量和时间的增加，可使雄鼠生育力降至零[24]。本品作用靶细胞为生精细胞，以精子细胞和精子为敏感，精母细胞次之，精原细胞敏感性较低[25]。可使精子数目减少，活率降低，畸形率上升[26, 27]，睾丸 LDH-C$_4$ 含量下降[28]。对血清睾酮（T）、雌二醇（E$_2$）、促卵泡素（FSH）及促黄体素（LH）和抑制素无明显影响，不影响大鼠垂体 - 睾丸轴内分泌功能[29, 30]。还有研究表明在均低于抗生育剂量的本品与棉酚合用时可表现明显的协同抗生育作用[31]。本品抗生育作用的可恢复性研究表明，一般而言，在非大剂量和非长期用药的情况下，试验动物生育能力可以恢复[31, 32]。

· 其他作用　体外试验表明本品对大鼠成骨细胞增殖有剂量相关的抑制作用[33]，这可能是长期应用本品可导致女性 SLE 患者骨质疏松的一个原因。

· 毒性　小鼠灌服本品，随剂量加大可见体重减轻、厌食、消瘦、衰弱，个别动物出现稀便、衰竭而死亡；但未见肝、肾损伤，仅见睾丸萎缩、胸腺重量减轻。剂量大至 15mg/kg 可引起犬厌食、白细胞下降，余仅见睾丸重量减轻[34]。本品体外对小鼠骨髓造血干细胞有明显抑制作用[35]。

【参考文献】

[1] 秦凤华，邢善田. 雷公藤抗移植排斥反应的研究 [M]// 周

金黄.中药免疫药理学.北京：人民军医出版社，1994：194.

[2] 林琳，姜济民，戴惠珍.介绍我国独创的新抗炎药物——雷公藤多苷片.江苏医药，1985，155（3）：39.

[3] 孙兵，马宝骊，谢雅莉.雷公藤多甙抑制空肠弯曲菌诱导的自身免疫反应.中国药理学与毒理学杂志，1993，7（3）：190.

[4] 孙兵，马宝骊.雷公藤多甙对空肠弯曲菌诱致自身免疫的抑制机理研究.上海免疫学杂志，1993，13（5）：281.

[5] 陶学濂，史艳萍，陈小华，等.雷公藤多甙治疗类风湿关节炎的机理Ⅰ.对细胞分泌 IgM 及 IgM-RF 的影响.中国医学科学院学报，1988，10（5）：361.

[6] 叶文浩，陶学濂，张乃峥.雷公藤多甙治疗类风湿关节炎的机理Ⅲ.对正常人及 RA 患者周围血单个核细胞体外分泌免疫球蛋白的抑制作用.中国医学科学院学报，1990，12（3）：217.

[7] 董吉祥，刘志达，韩惠琴，等.雷公藤多甙对慢性肾炎患者外周血 IL-6、TNF 水平影响的研究.苏州医学院学报，1999，19（8）：850.

[8] 郑家润，徐兰芳，马林，等.雷公藤总甙（T_{II}）药理作用探讨.中国医学科学院学报，1983，5（1）：1.

[9] 程锦轩，代欢，史艳萍，等.雷公藤多甙治疗类风湿关节炎的机制Ⅱ.对细胞分泌 PGE_2 的影响.中国医学科学院学报，1989，11（1）：36.

[10] 范祖森，曹容华，张庆殷，等.雷公藤多甙对大鼠佐剂性关节炎治疗作用和免疫机制的研究.中国药理学通报，1996，12（6）：527.

[11] 黄迪南，侯敢，祝其锋．雷公藤多甙对巨噬细胞一氧化氮生成的影响．湖南中医学院学报，1998，18（2）：20.

[12] 钱叶勇，石炳毅，梁春泉，等．雷公藤多甙在大鼠肾移植模型中的实验研究．中国泌尿外科杂志，1996，17（6）：338.

[13] 王荣有，张兴义，李东复．雷公藤多甙在大鼠同位肺移植中对排斥反应的影响．白求恩医科大学学报，1994，20（5）：457.

[14] 陈淼，邵启祥，许化溪．雷公藤多甙对大鼠心肺联合移植抗排斥反应的实验研究．江苏中医，1999，20（7）：47.

[15] 周志韶，廖彩仙，黎介寿．雷公藤对猪小肠移植的抗排异作用．中华医学杂志，1993，73（9）：541.

[16] 李志杰，李辰．雷公藤多甙防治角膜移植免疫排斥反应的实验研究．眼科研究，1996，14（2）：76.

[17] 王军，王鹏志，王炜，等．雷公藤多甙联合小剂量 CsA 对小肠移植排斥反应的抑制作用．天津医科大学学报，1999，5（1）：5.

[18] 邵启祥，尹岚，许化溪，等．大鼠 DCs 单抗和雷公藤多甙对大鼠同种异体心肺联合移植排斥反应的影响．中国免疫学杂志，1998，14（5）：356.

[19] 陈凡，宋惠民，李跃华，等．雷公藤多甙供体预处理对致敏大鼠供心移植成活影响．中国中医基础医学杂志，1999，5（6）：18.

[20] 钱绍祯．雷公藤的药理及抗生育作用．江苏医药，1987，（12）：646.

[21] 郑家润，方家麟，徐兰芳，等．雷公藤总甙（T$_{II}$）对

生殖器官的影响Ⅰ.对雄性大鼠的实验.中国医学科学院学报，1985，7（1）：1.

[22] 郑家润，方家麟，徐兰芳，等.雷公藤总甙（T Ⅱ）对生殖器官的影响Ⅱ.对雌性大鼠的实验.中国医学科学院学报，1985，7（4）：256.

[23] 郑家润，方家麟，高纪伟，等.雷公藤总甙（T Ⅱ）对生殖器官的影响Ⅲ.对小鼠生殖器官及生育能力影响的动态观察.中国医学科学院学报，1986，8（1）：19.

[24] 许烨，张晓光，张珠涛，等.雷公藤多甙局部应用于大鼠阴囊皮肤的抗生育作用研究.生殖与避孕，1993，13（4）：310.

[25] 田健，佘振珏，周孝瑚，等.雷公藤多甙对大鼠生精细胞及其酶活性的影响.生殖与避孕，1993，13（2）：127.

[26] 钟昌奇，许烨，钱绍祯.雷公藤总甙抗生育作用的形态学研究——起效时间、作用环节和超微病变.解剖学报，1987，18（1）：27.

[27] 叶惟三，黄玉苓，邓燕春，等.雷公藤多甙及其单体 T_4 对大鼠精子发生影响的初步观察.中国医学科学院学报，1991，13（4）：231.

[28] 田健，佘振珏，周孝瑚，等.雷公藤多甙对雄性大鼠生精细胞及其 $LDH-C_4$ 活性的影响.上海医科大学学报，1992，19（1）：37.

[29] 童建孙，许烨，祁爱平，等.雷公藤多甙对大鼠甾体激素的影响.生殖与避孕，1989，9（4）：64.

[30] 童建孙，许烨，张琢，等.雷公藤多甙对雄性大鼠抗生育作用的研究.中国药学杂志，1991，26（2）：85.

[31] 许烨，童建孙，祁爱平，等．雷公藤多甙与棉酚合用对雄性大鼠生育力的影响．药学学报，1987，22（11）：818.

[32] 许烨，王士民，钟昌奇，等．雷公藤多甙抗生育作用可逆性的研究．药学通报，1988，23（1）：22.

[33] 黄岚，冯树芳，王洪复，等．雷公藤多甙对体外成骨细胞增殖的影响．上海医科大学学报，2000，27（1）：51.

[34] 郑家润，刘季和，徐兰芳，等．雷公藤总甙（T$_{II}$）的毒性研究．中国医学科学院学报，1983，5（2）：73.

[35] 陶沁，张寅恭，伏晓敏．雷公藤多甙对小鼠骨髓细胞微核率的影响．生殖与避孕，1990，10（4）：58.

豨桐胶囊

【处方】 豨莶草、臭梧桐叶。

【功能与主治】 祛风湿，止痛。用于四肢麻痹、骨节疼痛、风湿性关节炎。

【用法与用量】 口服。一次 2～3 粒，一日 3 次。

【禁忌】 忌食猪肝、羊肉、羊血、番薯（山芋）。

【规格】 每粒装 0.4g。

【贮藏】 密封，避热。

湿热痹颗粒（片）

【处方】 苍术、黄柏、粉萆薢、薏苡仁、汉防己、连翘、川牛膝、地龙、防风、威灵仙、忍冬藤、桑枝。

【功能与主治】 祛风除湿，清热消肿，通络定痛。用于湿热阻络所致的痹病，症见肌肉或关节红肿热痛，有沉重感，步履艰难，发热，口渴不欲饮，小便色黄。

【用法与用量】

颗粒剂：开水冲服。一次 1 袋，一日 3 次。

片剂：口服。一次 6 片，一日 3 次。

【禁忌】 孕妇禁用。

【注意事项】

1．本品清热利湿，寒湿痹阻及脾胃虚寒者忌用。

2．过敏体质者慎用。

3．服药期间，宜食用清淡易消化之品，忌食辛辣油腻之品，宜忌酒，以免助热生湿。

【规格】

颗粒剂：每袋装（1）5g（减糖型），（2）3g（无糖型）。

片剂：每基片重 0.25g。

【贮藏】 密封。

【药理毒理】 湿热痹颗粒有抗炎镇痛作用。

湿热痹颗粒能抑制醋酸所致的小鼠腹腔毛细血管通透性增高及二甲苯引起的耳郭肿胀；显著减轻类风湿关节炎模型大鼠足爪肿胀程度，降低外周血白细胞数目及关节炎症积分[1]。

【参考文献】

[1] 辛增辉，季春，肖丹，等．湿热痹颗粒镇痛抗炎作用的实验研究．中药新药与临床药理，2009，20（2）：123．

复方伸筋胶囊

【处方】 虎杖、伸筋草、三角风、香樟根、飞龙掌血、大血藤、茯苓、泽泻、透骨香、牡丹皮、山茱萸、山药。

【功能与主治】清热除湿，活血通络。用于湿热瘀阻所致关节疼痛，屈伸不利。

【用法与用量】口服。一次 4 粒，一日 3 次。

【禁忌】儿童、孕妇禁用。

【注意事项】

1．忌寒凉、酸涩、辛辣、油腻食物及海鲜食品。

2．本品宜饭后服用。

3．不宜在服药期间同时服用其它滋补性中药。

4．有高血压、心脏病、肝病、糖尿病、肾病等慢性病严重者应在医师指导下服用。

5．服药 7 天症状无缓解，应去医院就诊。

6．严格按照用法用量服用，年老体弱者应在医师指导下服用。

7．对本品过敏者禁用，过敏体质者慎用。

【规格】每粒装 0.4g。

【贮藏】密封。

（二）热毒炽盛证常用中成药品种

清瘟解毒丸（片）

【处方】大青叶、连翘、葛根、柴胡、羌活、玄参、天花粉、牛蒡子、桔梗、赤芍、甘草、防风、白芷、川芎、淡竹叶。

【功能与主治】清瘟解毒。用于时疫感冒，发热，怕冷，无汗头痛，口渴咽干，四肢酸痛，痄腮肿痛。

【用法与用量】

丸剂：口服。一次 2 丸，一日 2 次；小儿酌减。

片剂：口服。一次 6 片，一日 2 ～ 3 次。

【禁忌】 孕妇慎用。

【规格】

丸剂：每丸重 9g。

片剂：每片重 0.3g。

【贮藏】 密封。

速效牛黄丸

【处方】 牛黄、水牛角浓缩粉、黄连、冰片、栀子、黄芩、朱砂、珍珠母、郁金、雄黄、石菖蒲。

【功能与主治】 清热解毒，开窍镇惊。用于痰火内盛所致烦躁不安，神志昏迷及高血压引起的头目眩晕等症。

【用法与用量】 口服。一次 1 丸，一日 2 次；小儿酌减。

【禁忌】 孕妇慎用。

【规格】 每丸重 3g。

【贮藏】 密封，置阴凉干燥处。

万氏牛黄清心丸（片）

【处方】 黄连、黄芩、牛黄、郁金、栀子、朱砂、羚羊角、麝香、白术、当归、白芍等 27 味。

【功能与主治】 清热解毒，镇惊安神。用于热入心包、热盛动风证，症见高热烦躁、小儿高热惊厥。

【用法与用量】

丸剂：口服。一次 2 丸，一日 2 ～ 3 次。弄成小块后，分次用水送服。

片剂：口服。一次 4 ～ 5 片，一日 2 ～ 3 次；小儿酌减。

【注意事项】

1．过敏体质者慎用。

2．糖尿病患者慎用本品含糖剂型。

3．高血压、心脏病等严重患者慎用，应在医师指导下服用。

4．哺乳期妇女、儿童、年老体弱者应在医师指导下服用。

5．孕妇慎用。

6．儿童必须在成人监护下使用。

7．服用本品症状加重，或出现其他严重症状时，应停药并及时去医院诊治。

8．本品内含朱砂，用量宜严格控制，中病即止，不可久服。

【规格】

丸剂：每 4 丸相当于原药材 1.5g。

片剂：每片重 0.3g。

【贮藏】密封。

新癀片

【处方】肿节风、三七、人工牛黄、猪胆粉、肖梵天花、珍珠层粉、水牛角浓缩粉、红曲、吲哚美辛。

【功能与主治】清热解毒，活血化瘀，消肿止痛。用于热毒瘀血所致的咽喉肿痛、牙痛、痹痛、胁痛、黄疸、无名肿毒等症。

【用法与用量】口服，一次 2 ～ 4 片，一日 3 次；小儿酌减。外用，用冷开水调化，敷患处。

【禁忌】有消化道出血史者忌用。

【注意事项】

1．个别患者空腹服药会有眩晕、咽干、倦怠、胃部嘈乱不适、轻度腹泻，停药后可自行消失。

2．胃及十二指肠溃疡者、肾功能不全者及孕妇慎用。

【规格】 每片重 0.31g。

【贮藏】 密封。

醒脑静注射液

【处方】 麝香、栀子、郁金、冰片。

【功能与主治】 清热泻火，凉血解毒，开窍醒脑。用于流行性乙型脑炎、肝昏迷，热入营血，内陷心包，高热烦躁，神昏谵语，舌绛脉数。

【用法与用量】 肌肉注射，一次 2 ～ 4ml，一日 1 ～ 2 次。静脉滴注，一次 10 ～ 20ml，用 5% ～ 10% 葡萄糖注射液或 0.9% 氯化钠注射液 250 ～ 500ml 稀释后滴注；或遵医嘱。

【禁忌】 本品含芳香走窜药物，孕妇忌用。

【注意事项】

1．本品为芳香性药物，开启后应立即使用，防止挥发。

2．对本品过敏者慎用，运动员慎用。

【规格】 每支装 10ml。

【贮藏】 密封。

珍黄安宫片

【处方】 牛黄、珍珠、冰片、竹沥、朱砂、大黄、郁金、青黛、石菖蒲、胆南星、天竺黄、水牛角片、珍珠层粉、黄芩提取物、小檗根提取物。

【功能与主治】 镇静安神，清热解毒。用于治疗高热，烦躁不安，失眠多梦，神昏谵语，惊风抽搐，癫狂痫症，头痛，眩晕。

【用法与用量】 口服。一次 4 ~ 6 片，一日 3 次。

【禁忌】 孕妇忌服。

【注意事项】

1. 虚寒、脾胃虚弱者慎服。

2. 忌食辛辣食物。

【规格】 每片重（1）0.24g，（2）0.245g（薄膜衣）。

【贮藏】 密封。

紫雪丹

【处方】 石膏、寒水石、磁石、滑石、水牛角、羚羊角、木香、沉香、元参、升麻、甘草、丁香、朴硝、硝石、麝香、朱砂。

【功能与主治】 清热解毒，镇痉息风，开窍定惊。主治温热病、热邪内陷心包，症见高热烦躁，神昏谵语、抽风痉厥、口渴唇焦，尿赤便闭，及小儿热盛惊厥。

【用法与用量】 口服。冷开水调下，一次 1.5 ~ 3g，一日 2 次；周岁小儿一次 0.3g，每增 1 岁递增 0.3g，一日 1 次；5 岁以上小儿遵医嘱，酌情服用。

【禁忌】 孕妇禁用。

【注意事项】

1. 本品清热解毒，止痉安神，用于外感热病，热盛动风证，虚风内动者忌用。

2. 本品含芒硝、硝石、磁石、朱砂、麝香，孕妇忌服。

3．本品用于高热神昏时，若难以口服，可鼻饲给药，并采用综合疗法。

4．本品含朱砂，不宜过量久服，肝肾功能不全者慎用。

【规格】每瓶装 1.5g。

【贮藏】密封。

安宫牛黄丸

【处方】牛黄、水牛角浓缩粉、麝香、珍珠、朱砂、雄黄、黄连、黄芩、栀子、郁金、冰片。

【功能与主治】清热解毒，镇惊开窍。用于热病，邪入心包，高热惊厥，神昏谵语；中风昏迷及脑炎、脑膜炎、中毒性脑病、脑出血、败血症见上述证候者。

【用法与用量】口服。规格（1）一次 2 丸，小儿 3 岁以内一次 1/2 丸，4 ~ 6 岁一次 1 丸，一日 1 次；规格（2）一次 1 丸，小儿 3 岁以内一次 1/4 丸，4 ~ 6 岁一次 1/2 丸，一日 1 次；或遵医嘱。

【禁忌】中风脱证神昏（包括舌苔白腻、寒痰阻窍者）禁用。

【注意事项】

1．本品为热闭神昏所设，寒闭神昏不得使用。

2．方中含有麝香，芳香走窜，有损胎气，孕妇忌服。

3．服药期间饮食宜清淡，忌食辛辣油腻之品，以免助火生痰。

4．本品含朱砂、雄黄，不宜过量久服，肝肾功能不全者慎用。

5．在治疗过程中如出现肢寒畏冷，面色苍白，冷汗不止，脉微欲绝，由闭证变为脱证时，应立即停药。

6．高热神昏，中风昏迷等，口服本品困难者，当鼻饲给药。

【不良反应】 有不当使用安宫牛黄丸致体温过低，和使用安宫牛黄丸引起汞毒性肾病或过敏反应等不良反应的报道[1-3]。

【规格】 大蜜丸，每丸重（1）1.5g，（2）3g。

【贮藏】 密封。

【药理毒理】 本品有一定脑保护和镇静、解热、抗炎等作用。

·脑保护作用 本品0.75、1.5、3.0g/kg灌服，能减少大脑中动脉栓塞大鼠的脑梗死面积，能增加过氧化氢酶（CAT）和谷胱甘肽过氧化物酶（GPX）含量，降低脑组织脂质过氧化物（LPO）和乳酸（LD）含量[4]。0.4g/kg灌服，可降低百日咳杆菌致脑水肿家兔的脑组织含水量、伊文思蓝蓝染的范围和程度，减轻脑组织损伤[5,6]。c-fos原癌基因表达产物免疫组化标记显示，本品0.21g/只灌服，能广泛活化鼠大脑神经元包括脑干、丘脑、下丘脑、皮层、杏仁核、膈核、终纹床核等部位[7]。

·镇静作用 本品12.5g/kg灌服能减少小鼠自主活动[8]，0.75、1.5、3.0g/kg灌服，可延长戊巴比妥致小鼠睡眠的时间，剂量增加，作用增强[9]。

·解热作用 本品1.5、3.0g/kg灌服，对伤寒菌苗诱发的家兔高热有明显的解热作用[9]。

·抗炎作用 本品5g/kg灌服，能抑制蛋清所致大鼠足肿胀[8]。

·其他作用 本品0.75、1.5g/kg灌服，可延长$NaNO_2$致小鼠死亡的潜伏期[6]；0.4g/kg灌服可降低百日咳杆菌致脑水肿家兔的肝组织损伤[7]；0.75g/kg灌服能减轻L_{7212}小鼠脑膜白血病细胞浸润程度[10]；升高白血病小鼠L_{7212}NK细胞活性[11]。

【临床报道】 本品还可用于脑损伤、顽固性荨麻疹、重症药疹、蛇咬伤、副睾炎[11-15]等。

【参考文献】

[1] 何立荣，何刚.不当使用安宫牛黄丸致体温过低3例.中国中药杂志，2003，28（1）：93.

[2] 王长印，盛日新，王晓君.服用安宫牛黄丸造成"汞毒性肾病"的报告.吉林中医药，1981，（2）：封3.

[3] 臧青运.安宫牛黄丸致过敏反应1例.中国中药杂志，1981，16（11）：692.

[4] 赵雍，曹春雨，王秀荣，等.含与不含朱砂和雄黄的安宫牛黄丸对大鼠局灶性脑缺血的影响.中国中西医结合杂志，2002，22（9）：684.

[5] 黄玉芳，郑樨年，何原惠，等.安宫牛黄丸对脑水肿家兔脑内酶的影响.南京中医学院学报，1991，7（2）：92.

[6] 何原惠，黄玉芳，郑栖年，等.安宫牛黄丸对实验性脑水肿动物肝脏的影响.江苏中医，1992，12：38.

[7] 高峻钰，刘少君，张静.安宫牛黄丸对大鼠中枢神经元的活化作用.中国中医基础医学杂志，1998，4（3）：30.

[8] 靳桂贞，潘雪.解热消炎胶囊的药理作用初探.中药通报，1987，12（1）：封2.

[9] 叶祖光，王金华，梁爱华，等.安宫牛黄丸及其简化方的药效学比较研究.中国中药杂志，2003，28（7）：636.

[10] 陈泽涛，李芮，陈刚，等.传统急救中成药对L_{7212}小鼠脑膜白血病防治作用的病理观察.中国实验方剂学杂志，1996，2（4）：15.

[11] 陈泽涛，李芮，张宏，等.传统急救中成药对白血病小

鼠 L_{7212}NK 细胞活性的影响．山东中医学院学报，1995，19（4）：254．

[12] 刘令锁，孙喜波，王其瑞．安宫牛黄丸对重型脑损伤患者降温止抽和促醒作用的临床观察．中西医结合实用临床急救，1999，6（1）：37．

[13] 罗凤亮．安宫牛黄丸根治顽固性荨麻疹一例报道．贵阳中医学院学报，1994，6（2）：20．

[14] 毛晓农．辨证治疗蛇伤441例．浙江中医杂志，1985，（9）：401．

[15] 胡军．安宫牛黄丸治疗副睾炎验案二则．中成药，1995，17（8）：50．

局方至宝丸

【处方】水牛角、琥珀、牛黄、麝香、玳瑁、安息香、冰片、雄黄、朱砂。

【功能与主治】清热解毒，开窍镇惊。用于温邪入里、逆传心包引起的高热惊厥、烦躁不安、神昏谵语、小儿急热惊风。

【用法与用量】口服。一次1丸，小儿遵医嘱。

【禁忌】孕妇忌服。

【注意事项】

1．本品为热闭神昏所设，寒闭神昏者不宜。

2．方中含有麝香，芳香走窜，有损胎气，孕妇忌服。

3．服药期间饮食宜清淡，忌食辛辣油腻之品，以免助火生痰，加重病情。

4．本品含有朱砂、雄黄，不宜久服，肝肾功能不全者慎用。

5．在治疗过程中如出现肢寒畏冷，面色苍白，冷汗不止，脉微欲绝，由闭证变为脱证时，应立即停药。

6．本品用于高热神昏、小儿急惊风，因口服困难，可鼻饲给药。

【规格】大蜜丸，每丸重3g。

【贮藏】密闭，防潮。

（三）阴虚内热证常用中成药品种

六味地黄丸（颗粒、胶囊、软胶囊、片）

【处方】熟地黄、山茱萸（制）、牡丹皮、山药、茯苓、泽泻。

【功能与主治】滋阴补肾。用于肾阴亏损，头晕耳鸣，腰膝酸软，骨蒸潮热，盗汗遗精，消渴。

【用法与用量】

丸剂：口服。规格（1）大蜜丸，一次1丸，一日2次；规格（2）浓缩丸，一次8丸，一日3次；规格（3）水蜜丸，一次6g，一日2次；规格（4）、（5）、（6）小蜜丸，一次9g，一日2次。

颗粒剂：开水冲服。一次5g，一日2次。

胶囊：口服。规格（1）一次1粒，规格（2）一次2粒，一日2次。

软胶囊：口服。一次3粒，一日2次。

片剂：口服。一次8片，一日2次。

【注意事项】

1．忌不易消化食物。

2．感冒发热患者不宜服用。

3．有高血压、心脏病、肝病、糖尿病、肾病等慢性病严重者应在医师指导下服用。

4．儿童、孕妇、哺乳期妇女应在医师指导下服用。

5．服药4周症状无缓解，应去医院就诊。

6．对该品过敏者禁用，过敏体质者慎用。

【规格】

丸剂：（1）每丸重9g，（2）每8丸重1.44g（每8丸相当于饮片3g），（3）每袋装6g，（4）每袋装9g，（5）每瓶装60g，（6）每瓶装120g。

颗粒剂：每袋装5g。

胶囊：每粒装（1）0.3g，（2）0.5g。

软胶囊：每粒装0.38g。

片剂：每片重0.31g。

【贮藏】密封。

知柏地黄丸（颗粒、胶囊、片）

【处方】知母、黄柏、熟地黄、山茱萸（制）、牡丹皮、山药、茯苓、泽泻。

【功能与主治】滋阴降火。用于阴虚火旺，潮热盗汗，口干咽痛，耳鸣遗精，小便短赤。

【用法与用量】

丸剂：口服。规格（1）大蜜丸，一次1丸，一日2次；规格（2）、（3）浓缩丸，一次8丸，一日3次；规格（4）、（5）水蜜丸，一次6g，一日2次；规格（6）小蜜丸，一次9g，一日2次。

颗粒剂：开水冲服。一次1袋，一日2次。

胶囊：口服。一次6粒，一日2次。

片剂：口服。一次6片，一日4次。

【注意事项】

1. 孕妇慎服。

2. 虚寒性病证患者不适用，其表现为怕冷，手足凉，喜热饮。

3. 不宜和感冒类药同时服用。

4. 本品宜空腹或饭前服用开水或淡盐水送服。

5. 对本品过敏者慎用。

6. 服药1周症状无改善，应去医院就诊。

7. 药品性状发生改变时禁止服用。

【规格】

丸剂：（1）每丸重9g，（2）每10丸重1.7g，（3）每8丸相当于原生药3g，（4）每袋装6g，（5）每瓶装60g，（6）每袋装9g。

颗粒剂：每袋重8g。

胶囊：每粒装0.4g。

片剂：每片重0.2g。

【贮藏】 密封。

麦味地黄丸（胶囊、片）

【处方】 麦冬、五味子、熟地黄、山茱萸（制）、牡丹皮、山药、茯苓、泽泻。

【功能与主治】 滋肾养肺。用于肺肾阴亏，潮热盗汗，咽干，眩晕耳鸣，腰膝酸软。

【用法与用量】

丸剂：口服。水蜜丸一次 6g，小蜜丸一次 9g，大蜜丸一次 1 丸，一日 2 次。

胶囊：口服。一次 3～4 粒，一日 2 次。

片剂：口服。一次 3～4 片，一日 2 次。

【注意事项】

1．忌油腻食物。

2．感冒患者不宜服用。

3．服药 2 周或服药期间症状无改善，或症状加重，或出现新的严重症状，应立即停药并去医院就诊。

4．按照用法用量服用，小儿及孕妇应在医师指导下服用。

5．药品性状发生改变时禁止服用。

【规格】

丸剂：水蜜丸，每袋装 6g；小蜜丸，每 45 粒重 9g；大蜜丸，每丸重 9g。

胶囊：每粒装 0.35g。

片剂：每片重 0.25g。

【贮藏】 密封。

杞菊地黄丸（胶囊、片）

【处方】 茯苓、枸杞子、菊花、牡丹皮、山药、山茱萸、熟地黄、泽泻。

【功能与主治】 滋肾养肝。用于肝肾阴亏，眩晕耳鸣，羞明畏光，迎风流泪，视物昏花。

【用法与用量】

丸剂：口服。规格（1）大蜜丸，一次1丸，一日2次；规格（2）浓缩丸，一次8丸，一日3次；规格（3）水蜜丸，一次6g，一日2次；规格（4）小蜜丸，一次9g，一日2次；规格（5）、（6）小蜜丸，一次6g，一日2次。

胶囊：口服。一次5～6粒，一日3次。

片剂：口服。一次3～4片，一日3次。

【注意事项】

1．儿童及青年患者应去医院就诊。

2．脾胃虚寒，大便稀溏者慎用。

3．用药2周后症状未改善，应去医院就诊。

4．按照用法用量服用。

5．药品性状发生改变时禁止服用。

6．儿童必须在成人的监护下使用。

7．请将此药品放在儿童不能接触的地方。

8．如正在服用其他药品，使用本品前请咨询医师或药师。

【规格】

丸剂：（1）每丸重9g，（2）每8丸相当于原药材3g，（3）每袋装6g，（4）每袋装9g，（5）每瓶装60g，（6）每瓶装120g。

胶囊：每粒装0.3g。

片剂：每片重0.3g。

【贮藏】密封，置于阴凉处。

全龟胶囊

【处方】龟科动物乌龟经加工制成的胶囊。

【功能与主治】滋阴补肾。用于肺肾不足，骨蒸劳热，腰膝酸软。

【用法与用量】口服。一次2粒，一日2～3次。

【禁忌】孕妇禁用。

【注意事项】

1．凡脾胃虚寒，呕吐泄泻，腹胀便溏、咳嗽痰多者慎用。

2．本品宜饭前服用。

3．按照用法用量服用，小儿应在医师指导下服用。

4．服药2周或服药期间症状无改善，或症状加重，或出现新的严重症状，应立即停药并去医院就诊。

5．对本品过敏者禁用，过敏体质者慎用。

【规格】每粒装0.5g。

【贮藏】密封。

苁蓉益肾颗粒

【处方】五味子（酒制）、肉苁蓉（酒制）、菟丝子（酒炒）、茯苓、车前子（盐制）、巴戟天（制）。

【功能与主治】滋阴补肾，益精填精。用于肾气不足，腰膝疼痛，记忆衰退，头晕耳鸣，四肢无力。

【用法与用量】口服。一次1袋，一日2次。

【注意事项】

1．忌辛辣、生冷食物。

2．感冒发热患者不宜服用。

3．有高血压、心脏病、肝病、糖尿病、肾病等慢性病严重者应在医师指导下服用。

4．青春期少女及更年期妇女应在医师指导下服用。

5．平素月经正常，突然出现月经过少，或经期错后，或阴道不规则出血者应去医院就诊。

6．服药 1 个月症状无缓解，应去医院就诊。

7．对该品过敏者禁用，过敏体质者慎用。

8．本品性状发生改变时禁止使用。

【规格】每袋装 2g。

【贮藏】密封。

大补阴丸

【处方】熟地黄、知母（盐炒）、黄柏（盐炒）、龟甲（制）、猪脊髓。

【功能与主治】滋阴降火。用于阴虚火旺，潮热盗汗，咳嗽，耳鸣。

【用法与用量】口服。大蜜丸一次 1 丸，一日 2 次。

【禁忌】糖尿病患者禁服。

【注意事项】

1．忌辛辣、生冷、油腻食物。

2．孕妇慎用。

3．感冒患者不宜服用；虚寒性患者不适用，其表现为怕冷，手足凉，喜热饮。

4．本品宜饭前用开水或淡盐水送服。

5．高血压、心脏病、肝病、肾病等慢性病患者应在医师指导下服用。

6．服药 4 周症状无缓解，应去医院就诊。

7．对本品过敏者禁用，过敏体质者慎用。

【规格】每丸重 9g。

【贮藏】密封。

二至丸

【处方】女贞子、墨旱莲。

【功能与主治】补益肝肾，滋阴止血。用于肝肾阴虚，眩晕耳鸣，咽干鼻燥，腰膝酸痛，月经量多。

【用法与用量】口服。大蜜丸一次 9g，一日 2 次；浓缩丸一次 20 粒，一日 1 ～ 2 次。

【注意事项】

1．忌不易消化食物。

2．感冒发热患者不宜服用。

3．有高血压、心脏病、肝病、糖尿病、肾病等慢性病严重者应在医师指导下服用。

4．儿童、孕妇、哺乳期妇女应在医师指导下服用。

5．服药 4 周症状无缓解，应去医院就诊。

6．对本品过敏者禁用，过敏体质者慎用。

【规格】大蜜丸，每丸重 9g；浓缩丸，每 10 粒重 1.7g。

【贮藏】密闭，防潮。

左归丸

【处方】枸杞子、龟板胶、鹿角胶、牛膝、山药、山茱萸、熟地黄、菟丝子。

【功能与主治】滋阴补肾，填精益髓。用于真阴不足，腰酸膝软，盗汗，神疲口燥。

【用法与用量】口服。一次 9g，一日 2 次。

【禁忌】孕妇忌服，儿童禁用。

【注意事项】

1．忌油腻食物。

2．感冒患者不宜服用。

3．服药 2 周或服药期间症状无改善，或症状加重，或出现新的严重症状，应立即停药并去医院就诊。

4．对本品过敏者禁用，过敏体质者慎用。

5．本品性状发生改变时禁止使用。

【规格】每 10 粒重 1g。

【贮藏】密封。

【药理毒理】本品有一定调节"神经－内分泌－免疫网络"的功能和抗骨质疏松作用。

·**对"神经－内分泌－免疫网络"功能的影响**　左归丸能改善大鼠给予左旋谷氨酸单钠所致的"神经－内分泌－免疫网络"功能紊乱，对抗胸腺与淋巴细胞增殖反应的异常，改善下丘脑－垂体－肾上腺轴的功能亢进和中枢单胺类递质的代谢异常[1-3]。左归丸灌胃能抑制老龄大鼠大脑皮质基因组 DNA 中 8- 羟基 -2'-脱氧鸟苷在大脑皮质老化过程中上调，拮抗海马糖皮质激素受体位点及其基因表达下降[4, 5]；还可使老年大鼠下丘脑兴奋性与抑制性氨基酸类神经递质含量上升[6]。此外，体外应用左归丸（汤）或给药小鼠血清，对体外培养的小鼠 2 细胞期至囊胚期胚胎发育有促进作用[7]。

·**抗骨质疏松作用**　左归丸灌服对大鼠切除卵巢后骨质疏松

的形成有对抗作用，能提高胫骨骨小梁体积百分比，降低骨小梁吸收表面百分比和骨小梁形成表面百分比，增加降钙素含量，降低骨钙素含量，抑制 IL-1 和 IL-6 的活性[8, 9]。

·其他作用　左归丸可减轻流感病毒鼠肺适应株（FM1）滴鼻感染所致小鼠的肺部损伤[10]。

【参考文献】

[1] 刘彦芳，蔡定芳，陈晓红，等.左归丸对 MSG-大鼠胸腺及淋巴细胞增殖反应的影响.中国实验方剂学杂志，1998，4（4）：1.

[2] 蔡定芳，刘彦芳，陈晓红，等.左归丸对单钠谷氨酸大鼠下丘脑－垂体－肾上腺轴的影响.中国中医基础医学杂志，1999，5（2）：24.

[3] 刘彦芳，蔡定芳，陈晓红，等.左归丸对左旋谷氨酸单钠大鼠下丘脑单胺类递质含量及体重增长的影响.中国中西医结合杂志，1997，17（11）：673.

[4] 赵刚，蔡定芳，范钰，等.左归丸对老年大鼠大脑皮质 8-羟基脱氧鸟苷酸的调节作用.复旦学报·医学版，2002，29（3）：208.

[5] 赵刚，蔡定芳，陈伟华，等.左归丸对老龄大鼠海马糖皮质激素受体位点及其基因表达的影响.复旦学报·医学版，2002，29（5）：357.

[6] 王静，施建蓉，金国琴，等.三种补肾方对老年大鼠下丘脑神经递质的影响.医药导报，2003，22（3）：142.

[7] 冯前进，冯玛莉，王玉良，等.补肾方剂左归丸（汤）对小鼠早期胚胎发育的影响.中国中西医结合杂志，1996，16（11）：6735.

[8] 鞠大宏，吕爱平，张春英，等．左归丸对卵巢切除所致骨质疏松大鼠 IL-1 和 IL-6 活性的影响．中医杂志，2002，43（10）：777.

[9] 鞠大宏，吴萍，贾红伟，等．左归丸对卵巢切除所致骨质疏松大鼠骨钙素和降钙素含量的影响．中国中医药信息杂志，2003，10（1）：16.

[10] 张炜，李文，毕小利．补肾益肺胶囊预防流感病毒 FM1 感染小鼠的实验研究．中国中医基础医学杂志，2002，8（10）：29.

（四）瘀热痹阻证常用中成药品种

血府逐瘀丸（口服液、胶囊）

【处方】桃仁（炒）、红花、赤芍、川芎、枳壳（麸炒）、柴胡、桔梗、当归、地黄、牛膝、甘草。

【功能与主治】活血祛瘀，行气止痛。用于气滞血瘀所致的胸痹、头痛日久、痛如针刺而有定处，内热烦闷，心悸失眠，急躁易怒。

【用法与用量】

丸剂：空腹，用红糖水送服。规格（1）大蜜丸，一次 1～2 丸；规格（2）水蜜丸，一次 6～12g；规格（3）水丸，一次 1～2 袋；规格（4）小蜜丸，一次 9～18g（45～90 丸），一日 2 次。

口服液：口服。一次 20ml，一日 2 次。

胶囊：口服。一次 6 粒，一日 2 次，1 个月为一疗程。

【禁忌】孕妇忌服。

【注意事项】尚不明确。

【规格】

丸剂：（1）每丸重9g，（2）每60粒重6g，（3）每67丸约重1g，（4）每100丸重20g。

口服液：每支装10ml。

胶囊：每粒重0.4g。

【贮藏】密封，置阴凉干燥处。

丹七片

【处方】丹参、三七。

【功能与主治】活血化瘀。用于血瘀气滞，心胸痹痛，眩晕头痛，经期腹痛。

【用法与用量】口服。一次3～5片，一日3次。

【注意事项】孕妇及有出血倾向疾病的患者慎用，但一般停药后症状可消除。

【规格】每片重0.3g。

【贮藏】密封。

（五）脾肾阳虚证常用中成药品种

金匮肾气丸（片）

【处方】地黄、茯苓、山药、山茱萸（酒炙）、牡丹皮、泽泻、桂枝、牛膝（去头）、车前子（盐炙）、附子（炙）。

【功能与主治】温补肾阳，化气行水。用于肾虚水肿，腰膝酸软，小便不利，畏寒肢冷。

【用法与用量】

丸剂：口服。大蜜丸一次 1 丸，水蜜丸一次 4 ~ 5g（20 ~ 25 粒），一日 2 次。

片剂：口服。一次 4 片，一日 2 次。

【禁忌】 孕妇忌服。

【注意事项】

1．忌房欲、气恼。

2．忌食生冷食物。

【规格】

丸剂：大蜜丸，每丸重 6g；水蜜丸，每 5 丸重 1g。

片剂：每片重 0.27g。

【贮藏】 密闭，置室内阴凉干燥处。

济生肾气丸（片）

【处方】 熟地黄、山茱萸（制）、牡丹皮、山药、茯苓、泽泻、肉桂、附子（制）、牛膝、车前子。

【功能与主治】 温肾化气，利水消肿。用于肾阳不足、水湿内停所致的肾虚水肿、腰膝酸重、小便不利、痰饮咳喘。

【用法与用量】

丸剂：口服。水蜜丸一次 6g，小蜜丸一次 9g，大蜜丸一次 1 丸，一日 2 ~ 3 次。

片剂：口服。一次 6 片，一日 3 次。

【禁忌】 孕妇忌服。

【规格】

丸剂：水蜜丸，每袋装 6g；小蜜丸，每 45 粒重 9g；大蜜丸，每丸重 9g。

片剂：每片重 0.3g。

【贮藏】密闭，置阴凉处。

桂附地黄丸（颗粒、胶囊、片）

【处方】肉桂、附子（制）、熟地黄、山茱萸（制）、牡丹皮、山药、茯苓、泽泻。

【功能与主治】温补肾阳。用于肾阳不足，腰膝酸冷，小便不利或反多，痰饮喘咳。

【用法与用量】

丸剂：口服。大蜜丸一次 1 丸，一日 2 次。

颗粒剂：开水冲服。一次 1 袋，一日 2 次。

胶囊：口服。一次 5 粒，一日 2 次。

片剂：口服。一次 4～6 片，一日 2 次。

【注意事项】

1．忌不易消化食物。

2．治疗期间宜节制房事。

3．感冒发热患者不宜服用。

4．阴虚内热者不适用。

5．有高血压、心脏病、肝病、糖尿病、肾病等慢性病严重者应在医师指导下服用。

6．儿童、孕妇、哺乳期妇女应在医师指导下服用。

7．严格按用法用量服用，本品不宜长期服用。

8．服药 2 周症状无缓解，应去医院就诊。

9．对本品过敏者禁用，过敏体质者慎用。

【规格】

丸剂：大蜜丸，每丸重 9g。

颗粒剂：每袋装 5g。

胶囊：每粒装 0.34g。

片剂：每片重 0.4g。

【贮藏】密封。

刺五加颗粒（胶囊、片、注射液）

【处方】刺五加。

【功能与主治】益气健脾，补肾安神。用于脾肾阳虚，体虚乏力，食欲不振，腰膝酸痛，失眠多梦。

【用法与用量】

颗粒剂：开水冲服。一次 1 袋，一日 2 次。

胶囊：口服。一次 2 ~ 3 粒，一日 2 次。

片剂：口服。一次 2 ~ 3 片，一日 2 次。

注射液：静脉滴注。一次 300 ~ 500mg，一日 1 ~ 2 次。

【注意事项】

1．忌油腻食物。

2．服药期间保持情绪稳定。

3．本品宜饭前服用。

4．按照用法用量服用，小儿及孕妇应在医师指导下服用。

5．服药 2 周或服药期间症状未明显改善，或症状加重者，应立即停药并到医院就诊。

【规格】

颗粒剂：每袋装 10g。

胶囊：每粒装 0.25g。

片剂：每片重 0.3g。

注射液：每支装（1）20ml（含总黄酮 100mg），（2）100ml（含总黄酮 300mg），（3）250ml（含总黄酮 500mg）。

【贮藏】密封。

右归丸（胶囊）

【处方】熟地黄、山药、山茱萸（酒炙）、枸杞子、菟丝子、鹿角胶、杜仲（盐炒）、肉桂、当归、附子（炮附片）。

【功能与主治】温补肾阳，填精益髓。用于肾阳不足引起的命门火衰，神疲气怯，畏寒肢冷，阳痿遗精，不能生育，腰膝酸软，小便自遗，肢节痹痛，周身浮肿；或火不能生土，脾胃虚寒，饮食少进，或呕恶腹胀，或翻胃噎膈，或脐腹多痛，或大便不实，泻痢频作。

【用法与用量】

丸剂：口服。成人一次 1 丸，一日 2～3 次。

胶囊：口服。一次 4 粒，一日 3 次；7 岁以下儿童用量减半。

【注意事项】忌食生冷，肾虚有湿浊者不宜应用。

【规格】

丸剂：大蜜丸，每丸重 9g。

胶囊：每粒装 0.45g。

【贮藏】密封。

参苓白术丸（散、颗粒、胶囊）

【处方】人参、茯苓、白术（炒）、山药、白扁豆（炒）、莲子、薏苡仁（炒）、砂仁、桔梗、甘草。

【功能与主治】补脾胃，益肺气。用于脾胃虚弱，食少便溏，气短咳嗽，肢倦乏力。

【用法与用量】

散剂：口服。规格（1）、（2）、（3）一次 6～9g，一日 2～3 次。

丸剂：口服。一次 6g，一日 3 次。

颗粒剂：口服。一次 6g，一日 3 次。

胶囊：口服。一次 3 粒，一日 3 次。

【注意事项】

1．泄泻兼有大便不通畅，肛门有下坠感者忌服。

2．服本药时不宜同时服用藜芦、五灵脂、皂荚或其制剂。

3．不宜喝茶和吃萝卜以免影响药效。

4．不宜和感冒类药同时服用。

5．高血压、心脏病、肾脏病、糖尿病严重患者及孕妇应在医师指导下服用。

6．本品宜饭前服用或进食同时服。

7．按照用法用量服用，小儿应在医师指导下服用。

8．服药 2 周后症状未改善，应去医院就诊。

9．对本品过敏者禁用，过敏体质者慎用。

【规格】

散剂：每袋装（1）3g，（2）6g，（3）9g。

丸剂：每 100 粒重 6g。

颗粒剂：每袋装 6g。

胶囊：每粒装 0.5g。

【贮藏】密封。

【药理毒理】本品有促进胃排空、抑制小肠推进和增强机体非特异性抵抗力的作用。

· **对胃肠运动和吸收的影响**　本品小剂量能部分对抗肾上腺素引起的家兔离体肠管抑制，使肠管的张力、收缩幅度加大；大剂量则抑制肠管运动，对抗氯化钡、毛果芸香碱引起的肠管痉挛性收缩[1]。本品口服液灌胃给药对小鼠胃排空有促进作用；对小鼠小肠推进有抑制作用[2]。本品还能增强麻醉家兔小肠对水和氯离子的吸收[1]。

· **抗应激作用**　本品灌胃可提高正常及醋酸性脾虚小鼠的抗疲劳能力[1]。本品口服液及颗粒剂灌胃可延长小鼠常压缺氧的存活时间，增强脾虚小鼠耐寒和耐高温能力[3]。本品3.0g/kg灌胃12天，可升高醋酸致脾虚小鼠脾脏重量，1.0g/kg可降低肝、脑组织过氧化脂质的含量[4]。

· **影响免疫功能**　本品及口服液灌胃能提高小鼠腹腔巨噬细胞吞噬功能，促进小鼠血清溶血素的形成，抑制二硝基氯苯诱发的小鼠迟发型过敏反应[2, 5]。并能对抗环磷酰胺所致小鼠免疫抑制，使脾脏、胸腺重量增加[2]。本品颗粒剂3.8、7.6、15.6g/kg灌胃4天，能提高环磷酰胺处理小鼠的脾脏、胸腺系数[4]。

· **其他**　本品灌胃能提高醋酸性脾虚小鼠血糖水平，降低肝、脑组织过氧化脂质含量[1]。

· **毒理**　急性毒性试验显示参苓白术口服液72g/kg（相当于成人日用量的280倍）小鼠灌胃，未见明显的毒性反应。长期毒性试验表明本品口服液6、12、24g/kg（相当于临床日用量的23.3、46.6、93.3倍）给大鼠连续灌胃8周，对外观体征、尿常规、血液学、血液生化学指标未见明显的影响，主要脏器系数及病理组织学检测未见明显异常[3]。

【参考文献】

[1] 刘维新.参苓白术散补气健脾胃的初步探讨.中成药研究，1982，（8）：25.

[2] 刘传珍，周丽华，水正.胃肠病脾气虚证三方的临床研究.山东中医学院学报，1995，19（2）：111.

[3] 内蒙古黄河制药厂.参苓白术口服液.中药新药申报资料，1994，5.

[4] 侯建平，徐杜郎.参苓白术散对嗜酸性"脾虚"小鼠的影响.陕西中医学院学报，1997，20（1）：33.

[5] 吴红娟，郭昱，肖锦仁，等.参苓白术散不同剂型药效学比较研究.中成药，2002，24（10）：801.

（六）阴阳两虚证的常用中成药

尿毒清颗粒

【处方】大黄、黄芪、桑白皮、苦参、党参、白术、茯苓、制何首乌、白芍、丹参、川芎、菊花、半夏、车前草、柴胡、甘草。

【功能与主治】通腑降浊，健脾利湿，活血化瘀。用于慢性肾功能衰竭氮质血症期和尿毒症早期，中医辨证属脾虚湿浊证和脾虚血瘀证者。可降低血肌酐、尿素氮，稳定肾功能，延缓透析时间，对改善肾性贫血，提高血钙、降低血磷也有一定作用。

【用法与用量】温开水冲服。一日4次，6、12、18时各服一袋，22 时服 2 袋，每日最大量 8 袋，也可另订服药时间，但两次服药间隔勿超过 8 小时。

【禁忌】含糖制剂，糖尿病肾病所致肾衰竭者不宜使用。

【注意事项】

1．孕妇慎用。

2．过敏体质者慎用。

3．坚持长期对原发或继发性肾小球肾炎、高血压病、糖尿病肾病等合理的治疗。

4．限制蛋白饮食，摄入含高热量、维生素及微量元素的食物。

5．血钾高者限制含钾食物，避免食用果汁。对 24 小时尿量＜ 1500ml 的患者，服药时应监测血钾。

6．水肿及高血压者，应限制食盐的摄入，一般每日控制在 2g 以下，而且进水量也应适当限制。

7．因服药每日大便超过 2 次，可酌情减量，避免营养吸收不良和脱水。

8．服药后大便仍干燥者，加服大黄苏打片，一次 4 片，一日 4 次。

【规格】每袋装 5g。

【贮藏】密封保存。

五苓散（胶囊、片）

【处方】茯苓、泽泻、猪苓、肉桂、白术（炒）。

【功能与主治】温阳化气，利湿行水。用于阳不化气、水湿内停所致的水肿，症见小便不利、水肿腹胀、呕逆泄泻、渴不思饮。

【用法与用量】

散剂：口服。规格（1）、（2）一次 6～9g，一日 2 次。

胶囊：口服。一次 3 粒，一日 2 次。

片剂：口服。一次 4～5 片，一日 2 次。

【禁忌】孕妇禁用。

【规格】

散剂：每袋装（1）6g，（2）9g。

胶囊：每粒装 0.45g。

片剂：每片重 0.35g。

【贮藏】密闭，防潮。

海昆肾喜胶囊

【处方】褐藻多糖硫酸酯。

【功能与主治】化浊排毒。用于慢性肾功能衰竭（代偿期失代偿期和尿毒症早期）湿浊证，症见恶心、呕吐、纳差、腹胀、身重困倦、尿少、浮肿，苔厚腻。

【用法与用量】口服。一次 2 粒，一日 3 次；2 个月为一疗程，餐后 1 小时服用。

【注意事项】

1．在医师的指导下，按功能主治用药，按时按量服用。

2．在医师的指导下，根据肾功能衰竭程度注意合理膳食。

3．本品可与对肾功能无损害的抗生素、抗高血压药、抗酸、补钙及纠正肾性贫血等的药物使用。但是，没有与 ACEI 类制剂使用的经验。

4．对有明显出血征象者应慎用。

5．使用期间注意观察不良反应。

6．儿童及 65 岁以上老人尚无临床研究资料。

【规格】每粒装 0.22g（含褐藻多糖硫酸酯 100mg）。

【贮藏】密封，室温保存。

康肾颗粒

【处方】连钱草、忍冬藤、石韦、白茅根、茜草、老鹳草、葛根、石菖蒲、陈皮、水蜈蚣、艾叶。

【功能与主治】滤血毒，通肾淤；升清降浊，调和阴阳，恢复机体正常代谢。对各种病因所致的肾功能不全代偿期，氮质血症期，尿毒症期的少尿、浮肿、高血压、蛋糖尿、血尿等有较好的临床疗效。

【用法与用量】口服。一次 12g，一日 3 次；30 天为一疗程；或遵医嘱。

【注意事项】

1．高营养低蛋白、低磷饮食，低食盐，忌酸冷。

2．防止感染，注意休息。

3．糖尿病肾病患者请服用无糖型。

【规格】每袋装 12g。

【贮藏】密闭，置阴凉干燥处保存。

附二

治疗系统性红斑狼疮的常用中成药简表

适宜证型	药物名称	功能	主治病证	用法用量	备注
风湿热痹证	二妙丸	清热燥湿。	用于湿热下注，足膝红肿热痛，下肢丹毒，白带，阴囊湿痒。	口服。一次6～9g，一日2次。	医保
	四妙丸	清热利湿。	用于湿热下注所致的痹病，症见足膝红肿，筋骨疼痛。	口服。一次6g，一日2次。	医保
	雷公藤多苷片	祛风解毒，除湿消肿，舒筋通络。	有抗炎及抑制细胞免疫和体液免疫等作用。用于风湿热瘀，毒邪阻滞所致的关节肿痛、屈伸不利，治疗类风湿关节炎、肾病综合征、白塞氏三联征、麻风反应、自身免疫性肝炎等。	口服。按体重每1kg每日1～1.5mg，分3次饭后服用，或遵医嘱。	医保
	豨桐胶囊	祛风湿，止痛	用于四肢麻痹、骨节疼痛、风湿性关节炎。	口服。一次2～3粒，一日3次。	医保
	湿热痹颗粒（片）	祛风除湿，清热消肿，通络定痛。	用于湿热阻络所致的痹病，症见肌肉或关节红肿热痛，有沉重感，步履艰难，发热，口渴不欲饮，小便色黄。	颗粒剂：开水冲服。一次1袋，一日3次。片剂：口服。一次6片，一日3次。	均为医保
	复方伸筋胶囊	清热除湿，活血通络。	用于湿热瘀阻所致关节疼痛，屈伸不利。	口服。一次4粒，一日3次	医保

续表

适宜证型	药物名称	功能	主治病证	用法用量	备注
热毒炽盛证	清瘟解毒丸（片）	清瘟解毒。	用于时疫感冒，发热，怕冷，无汗头痛，口渴咽干，四肢酸痛，痄腮肿痛。	丸剂：口服。一次2丸，一日2次；小儿酌减。片剂：口服。一次6片，一日2～3次。	医保
	速效牛黄丸	清热解毒，开窍镇惊。	用于痰火内盛所致烦躁不安，神志昏迷及高血压引起的头目眩晕等症。	口服。一次1丸，一日2次；小儿酌减。	医保
	万氏牛黄清心丸（片）	清热解毒，镇惊安神。	用于热入心包、热盛动风证，症见高热烦躁、小儿高热惊厥。	丸剂：口服。一次2丸，一日2～3次。弄成小块后，分次用水送服。片剂：一次4～5片，一日2～3次；小儿酌减。	医保
	新癀片	清热解毒，活血化瘀，消肿止痛。	用于热毒瘀血所致的咽喉肿痛、牙痛、痹痛、胁痛、黄疸、无名肿毒等症。	口服，一次2～4片，一日3次；小儿酌减。外用，用冷开水调化，敷患处。	医保
	醒脑静注射液	清热泻火，凉血解毒，开窍醒脑。	用于流行性乙型脑炎、肝昏迷，热入营血，内陷心包，高热烦躁，神昏谵语，舌绛脉数。	肌肉注射，一次2～4ml，一日1～2次。静脉滴注，一次10～20ml，用5%～10%葡萄糖注射液或0.9%氯化钠注射液250～500ml稀释后滴注；或遵医嘱。	医保
	珍黄安宫片	镇静安神，清热解毒。	用于治疗高热，烦躁不安，失眠多梦，神昏谵语，惊风抽搐，癫狂痫症，头痛，眩晕。	口服。一次4～6片，一日3次。	医保
	紫雪丹	清热解毒，镇痉息风，开窍定惊。	主治温热病、热邪内陷心包，症见高热烦躁，神昏谵语、抽风痉厥、口渴唇焦，尿赤便闭，及小儿热盛惊厥。	口服。冷开水调下，一次1.5～3g，一日2次；周岁小儿一次0.3g，每增1岁递增0.3g，一日1次；5岁以上小儿遵医嘱，酌情服用。	医保

适宜证型	药物名称	功能	主治病证	用法用量	备注
热毒炽盛证	安宫牛黄丸	清热解毒，镇惊开窍。	用于热病，邪入心包，高热惊厥，神昏谵语；中风昏迷及脑炎、脑膜炎、中毒性脑病、脑出血、败血症见上述证候者。	口服。规格（1）一次2丸，小儿3岁以内一次1/2丸，4～6岁一次1丸，一日1次；规格（2）一次1丸，小儿3岁以内一次1/4丸，4～6岁一次1/2丸，一日1次；或遵医嘱。	医保，基药
	局方至宝丸	清热解毒，开窍镇惊。	用于温邪入里，逆传心包引起的高热惊厥、烦躁不安、神昏谵语、小儿急热惊风。	口服。一次1丸，小儿遵医嘱	医保
阴虚内热证	六味地黄丸（颗粒、胶囊、软胶囊、片）	滋阴补肾。	用于肾阴亏损，头晕耳鸣，腰膝酸软，骨蒸潮热，盗汗遗精，消渴。	丸剂：口服。规格（1）大蜜丸，一次1丸，一日2次；规格（2）浓缩丸，一次8丸，一日3次；规格（3）水蜜丸，一次6g，一日2次；规格（4）、（5）、（6）小蜜丸，一次9g，一日2次。颗粒剂：开水冲服。一次5g，一日2次。胶囊：口服。规格（1）一次1粒，规格（2）一次2粒，一日2次。软胶囊：口服。一次3粒，一日2次。片剂：口服。一次8片，一日2次。	丸剂、颗粒剂、胶囊：医保，基药 软胶囊：医保 片剂：医保
	知柏地黄丸（颗粒、胶囊、片）	滋阴降火。	用于阴虚火旺，潮热盗汗，口干咽痛，耳鸣遗精，小便短赤。	丸剂：口服。规格（1）大蜜丸，一次1丸，一日2次；规格（2）、（3）浓缩丸，一次8丸，一日3次；规格（4）、（5）水蜜丸，一次6g，一日2次；规格（6）小蜜丸，一次9g，一日2次。颗粒剂：开水冲服。一次1袋，一日2次。	丸剂：医保，基药 颗粒剂：医保 胶囊：医保 片剂：医保

续表

适宜证型	药物名称	功能	主治病证	用法用量	备注
				胶囊：口服。一次6粒，一日2次。 片剂：口服。一次6片，一日4次。	
	麦味地黄丸（胶囊、片）	滋肾养肺。	用于肺肾阴亏，潮热盗汗，咽干，眩晕耳鸣，腰膝酸软。	丸剂：口服。水蜜丸一次6g，小蜜丸一次9g，大蜜丸一次1丸，一日2次。 胶囊：口服。一次3～4粒，一日2次。 片剂：口服。一次3～4片，一日2次。	丸剂：医保 胶囊：医保 片剂：医保
阴虚内热证	杞菊地黄丸（胶囊、片）	滋肾养肝。	用于肝肾阴亏，眩晕耳鸣，羞明畏光，迎风流泪，视物昏花。	丸剂：口服。规格（1）大蜜丸，一次1丸，一日2次；规格（2）浓缩丸，一次8丸，一日3次；规格（3）水蜜丸，一次6g，一日2次；规格（4）小蜜丸，一次9g，一日2次；规格（5）、（6）小蜜丸，一次6g，一日2次。 胶囊：口服。一次5～6粒，一日3次。 片剂：口服。一次3～4片，一日3次。	丸剂：医保，基药 胶囊：医保，基药 片剂：医保，基药
	全龟胶囊	滋阴补肾。	用于肺肾不足，骨蒸劳热，腰膝酸软。	口服。一次2粒，一日2～3次。	医保
	苁蓉益肾颗粒	滋阴补肾，益精填精。	用于肾气不足，腰膝疼痛，记忆衰退，头晕耳鸣，四肢无力。	口服。一次1袋，一日2次。	医保
	大补阴丸	滋阴降火。	用于阴虚火旺，潮热盗汗，咳嗽，耳鸣。	口服。大蜜丸一次1丸，一日2次。	医保，药典

适宜证型	药物名称	功能	主治病证	用法用量	备注
阴虚内热证	二至丸	补益肝肾，滋阴止血。	用于肝肾阴虚，眩晕耳鸣，咽干鼻燥，腰膝酸痛，月经量多。	口服。大蜜丸一次9g，一日2次；浓缩丸一次20粒，一日1～2次。	医保
	左归丸	滋阴补肾，填精益髓。	用于真阴不足，腰酸膝软，盗汗，神疲口燥。	口服。一次9g，一日2次。	医保
瘀热痹阻证	血府逐瘀丸（口服液、胶囊）	活血祛瘀，行气止痛。	用于气滞血瘀所致的胸痹、头痛日久、痛如针刺而有定处，内热烦闷，心悸失眠，急躁易怒。	丸剂：空腹，用红糖水送服。规格（1）大蜜丸，一次1～2丸；规格（2）水蜜丸，一次6～12g；规格（3）水丸，一次1～2袋；规格（4）小蜜丸，一次9～18g（45～90丸），一日2次。口服液：口服。一次20ml，一日2次。胶囊：口服。一次6粒，一日2次，1个月为一疗程。	丸剂：基药口服液：基药，医保胶囊：药典，基药，医保
	丹七片	活血化瘀。	用于血瘀气滞，心胸痹痛，眩晕头痛，经期腹痛。	口服。一次3～5片，一日3次。	医保
脾肾阳虚证	金匮肾气丸（片）	温补肾阳，化气行水。	用于肾虚水肿，腰膝酸软，小便不利，畏寒肢冷。	丸剂：口服。大蜜丸一次1丸，水蜜丸一次4～5g（20～25粒），一日2次。片剂：口服。一次4片，一日2次。	丸剂：医保，基药
	济生肾气丸（片）	温肾化气，利水消肿。	用于肾阳不足、水湿内停所致的肾虚水肿、腰膝酸重、小便不利、痰饮咳喘。	口服。水蜜丸一次6g，小蜜丸一次9g，大蜜丸一次1丸，一日2～3次。片剂：口服。一次6片，一日3次。	丸剂：医保，基药片剂：医保

续表

适宜证型	药物名称	功能	主治病证	用法用量	备注
脾肾阳虚证	桂附地黄丸（颗粒、胶囊、片）	温补肾阳。	用于肾阳不足，腰膝酸冷，小便不利或反多，痰饮喘咳。	丸剂：口服。大蜜丸一次1丸，一日2次。 颗粒剂：开水冲服。一次1袋，一日2次。 胶囊：口服。一次5粒，一日2次。 片剂：口服。一次4～6片，一日2次。	均为医保
	刺五加颗粒（胶囊、片、注射液）	益气健脾，补肾安神。	用于脾肾阳虚，体虚乏力，食欲不振，腰膝酸痛，失眠多梦。	颗粒剂：开水冲服。一次1袋，一日2次。 胶囊：口服。一次2～3粒，一日2次。 片剂：口服。一次2～3片，一日2次。 注射液：静脉滴注。一次300～500mg，一日1～2次。	均为医保
	右归丸（胶囊）	温补肾阳，填精益髓。	用于肾阳不足引起的命门火衰，神疲气怯，畏寒肢冷，阳痿遗精，不能生育，腰膝酸软，小便自遗，肢节痹痛，周身浮肿；或火不能生土，脾胃虚寒，饮食少进，或呕恶腹胀，或翻胃噎膈，或脐腹多痛，或大便不实，泻痢频作。	丸剂：口服。成人一次1丸，一日2～3次。 胶囊：口服。一次4粒，一日3次；7岁以下儿童用量减半。	均为医保
	参苓白术散（丸、颗粒、胶囊）	补脾胃，益肺气。	用于脾胃虚弱，食少便溏，气短咳嗽，肢倦乏力。	散剂：口服。规格（1）、（2）、（3）一次6～9g，一日2～3次。 丸剂：口服。一次6g，一日3次。 颗粒剂：口服。一次6g，一日3次。 胶囊：口服。一次3粒，一日3次。	散剂、丸剂、颗粒剂：医保，基药 胶囊：医保

适宜证型	药物名称	功能	主治病证	用法用量	备注
阴阳两虚证	尿毒清颗粒	通腑降浊，健脾利湿，活血化瘀。	用于慢性肾功能衰竭氮质血症期和尿毒症早期，中医辨证属脾虚湿浊证和脾虚血瘀证者。可降低血肌酐、尿素氮，稳定肾功能，延缓透析时间，对改善肾性贫血，提高血钙、降低血磷也有一定作用。	温开水冲服。一日4次，6、12、18时各服一袋，22时服2袋，每日最量8袋，也可另订服药时间，但两次服药间隔勿超过8小时。	医保，基药
	五苓散（胶囊、片）	温阳化气，利湿行水。	用于阳不化气、水湿内停所致的水肿，症见小便不利、水肿腹胀、呕逆泄泻、渴不思饮。	散剂：口服。规格（1）、（2）一次6～9g，一日2次。胶囊：口服。一次3粒，一日2次。片剂：口服。一次4～5片，一日2次。	医保，基药
	海昆肾喜胶囊	化浊排毒。	用于慢性肾功能衰竭（代偿期失代偿期和尿毒症早期）湿浊证，症见恶心、呕吐、纳差、腹胀、身重困倦、尿少、浮肿、苔厚腻。	口服。一次2粒，一日3次；2个月为一疗程，餐后1小时服用。	医保
	康肾颗粒	滤血毒，通肾淤；升清降浊，调和阴阳，恢复机体正常代谢。	对各种病因所致的肾功能不全代偿期，氮质血症期，尿毒症期的少尿、浮肿、高血压、蛋糖尿、血尿等有较好的临床疗效。	口服。一次12g，一日3次；30天为一疗程；或遵医嘱。	医保

图书在版编目（CIP）数据

常见病中成药临床合理使用丛书. 风湿免疫科分册 / 张伯礼，高学敏主编；王承德分册主编. —北京：华夏出版社，2015.10
ISBN 978-7-5080-8350-6

Ⅰ.①常… Ⅱ.①张… ②高… ③王… Ⅲ.①风湿性疾病－免疫性疾病－常见病－中成药－用药法 Ⅳ.①R286

中国版本图书馆 CIP 数据核字(2014)第 304366 号

风湿免疫科分册

主　　编	王承德	
责任编辑	梁学超	
出版发行	华夏出版社	
经　　销	新华书店	
印　　刷	三河市少明印务有限公司	
装　　订	三河市少明印务有限公司	
版　　次	2015 年 10 月北京第 1 版	
	2015 年 10 月北京第 1 次印刷	
开　　本	880×1230　 1/32 开	
印　　张	8.125	
字　　数	182 千字	
定　　价	33.00 元	

华夏出版社　　地址：北京市东直门外香河园北里 4 号　　邮编：100028
网址：www.hxph.com.cn　　电话：(010) 64663331（转）
若发现本版图书有印装质量问题，请与我社营销中心联系调换。